Martin Vitt
Gold als Medizin

Martin Vitt

GOLD als Medizin

Von der Goldkur der Hildegard von Bingen
bis zur Goldsole in der Naturheilkunde

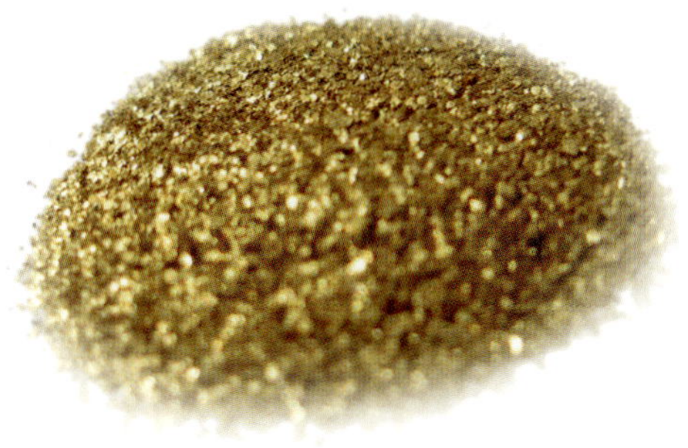

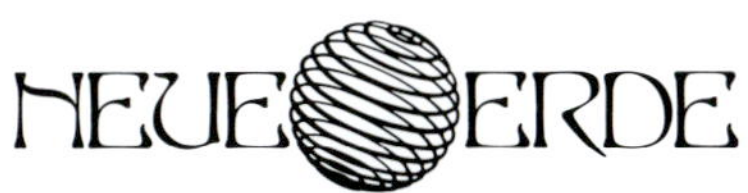

Hinweis

Aus rechtlichen Gründen sei betont, daß bei der Beschreibung von Gold als Medizin keinerlei Versprechen und Heilaussagen verbunden sind. Ein Arztbesuch ist unerläßlich, wenn das Wohlbefinden dauerhaft beeinträchtigt ist. Die unterstützenden Hilfestellungen – und als solche wollen die Hinweise zu einer bewußten Goldeinnahme verstanden werden – können aufzeigen, wie wir unser Gleichgewicht wieder herstellen und die Selbstheilungskräfte unseres Körpers aktivieren können.

Bücher haben feste Preise.
1. Auflage 2012

Martin Vitt
Gold als Medizin

Titelseite:
Foto: Porträt: Evgeny Litvinov/shutterstock.com,
handgewaschenes Rheingold: Martin Vitt
Gestaltung: Dragon Design, GB

Satz und Gestaltung:
Dragon Design, GB
Gesetzt aus der Lingwood

Gesamtherstellung:
L.E.G.O. S.p.A. Lavis (TN)
Printed in Italy

ISBN 978-3-89060-616-3

Neue Erde GmbH
Cecilienstr. 29 · 66111 Saarbrücken · Deutschland · Planet Erde
www.neue-erde.de

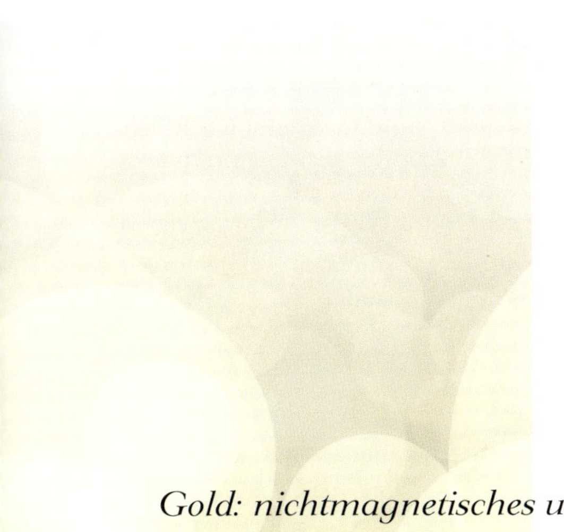

Gold: nichtmagnetisches und doch anziehendstes aller Metalle.

Ron Kritzfeld, geb. 1921

Inhalt

Geleitwort

Den Menschen in seiner Gesamtheit zu betrachten, seine Sprache zu verstehen, seine Krankheiten mit Hilfe der Natur zu heilen, darin sieht der Arzt seine Berufung. Die Naturheilkunde unterstützt dabei sein Vorhaben, die Balance des Menschen wieder herzustellen, wenn sie aus dem Gleichgewicht geraten ist.

Neben den Kräutern ist seit alters her das Silber als ein Mittel bekannt, welches dem Patienten hilft, schneller wieder gesund zu werden. So gilt Silber als »natürliches Antibiotikum«, besitzt antibakterielle Wirkung und kann erfolgreich eingesetzt werden, um Krankheitsherde zu bekämpfen. Es hilft darüber hinaus bei Virenerkrankungen und unterstützt den Körper bei der Wundheilung.

Auch Hildegard von Bingen beschreibt die Wirkung von Silber in ihrem Buch *Physica* im Neunten Buch »Über die Metalle«. Dabei berichtet sie über die Anwendung von Silber, das geglüht in guten Wein gelegt wird, der getrunken wird und dem Menschen hilft.

Es ist daher sehr begrüßenswert, daß nun endlich ein Buch für den geneigten Leser erscheint, welches sich ausführlich mit Gold beschäftigt. In ihrer Schrift beschreibt Hildegard Gold für den therapeutischen Einsatz, gefolgt von Silber und Blei. Sie stellt dabei die Goldkur in ihrer Anwendung ausführlich dar, dazu den Goldwein und seine Zubereitung.

Was bedeutet dies für die heutige Zeit? Wie kann der heutige Mensch bei bestimmten Erkrankungen in einer belastenden Umwelt mit Hilfe der alternativen Medizin gesunden? – Dabei ist die Goldkur hilfreich.

Was sind die Indikationen, wie soll Gold am besten eingenommen werden? – Es ist ein Verdienst der vorliegenden Schrift, Gold detailliert und aus verschiedenen Blickwinkeln zu beleuchten. Was ist ökologisches Gold, warum sollte Flußgold und nicht etwa Blattgold für die »Kur« verwendet werden?

In einfacher Sprache wird dabei auf die neuesten Entwicklungen der Nanomedizin eingegangen, es werden kritische Fragen zum Elektrosmog im Zusammenhang mit dem Energiefluß des Körpers gestellt und über den Informationsgehalt von alternativen Heilmethoden Analogien entwickelt, damit sich der Leser ein besseres Bild von den Möglichkeiten eines »Goldeinsatzes« machen kann.

In China und im Fernen Osten werden Goldmünzen bei der Zubereitung von Speisen mitgekocht, um diese zu verfeinern und zu bereichern. Allmählich findet die Überzeugung Eingang in die heutige Medizin, daß gerade durch den Einbezug der Naturheilkunde Herzbeschwerden, rheumatische Erkrankungen und bei seelischen Streßsituationen Gold nicht nur für das Essen, sondern auch als Medizin dem Menschen neuen Reichtum gibt. Einen Reichtum, den bereits Paracelsus kannte, den Robert Koch im Kampf gegen Tuberkulose einsetzte und der immer mehr Menschen hilft, bei Disharmonien neue Wege zu gehen.

Diesen neuen Weg im Rahmen der Naturheilkunde beschreiten diese Ausführungen über den Einsatz von Gold in der Medizin. Er ist einfach, plausibel und über Jahrhunderte erprobt. Es ist zu wünschen, daß viele Leser diese Entdeckungsreise mit der Freude begleiten, Neues zu erfahren und sich selber dabei Gutes zu tun.

Dr. Ulrike Heller, Tübingen im Januar 2012

Einführung

Seit Jahrtausenden fasziniert Gold die Menschen in allen Kulturen. Begleitet von Mythen und geprägt in Münzen mit dem Portrait des jeweiligen Herrschers, genießt es die Wertschätzung sowohl im kultischen Gebrauch als auch in profanen Handelsbeziehungen. Das edle Metall ist unvergänglich und somit Inbegriff des Ewigen. Es verziert Götterstatuen und gibt Goldschmieden immer wieder aufs Neue die Grundlage für ihr kreatives Gestalten. Gold ist begehrt, selten und magisch. Als Symbol für die Sonne spiegelt es deren warmen Charakter wider.

Heutzutage wird Gold fast nur noch im Zusammenhang mit wirtschaftlichen Themen gesehen, und hier gibt es eine schier unüberschaubare Anzahl von Veröffentlichungen, die einen Zusammenhang von Gold zur derzeitigen Wirtschaftskrise herstellen. Dabei wird es als ein Edelmetall beschrieben, welches einen sicheren Hafen vor den Inflations- und Krisenängsten bietet.

Auch die vorliegende Schrift behandelt die historische Sonderstellung von Gold. Jedoch wird hier ein anderes Ziel verfolgt und der Schwerpunkt auf die Ausarbeitung medizinischer Verwendungsmöglichkeiten gelegt: Gold wird im Zusammenhang mit gesundheitlichen Aspekten neu definiert. Diese Wiederentdeckung von Gold als ein mit Heilkraft ausgestattetes Edelmetall ist, bis auf ganz wenige Nennungen in deutschen Ausgaben, in der vorliegenden Komplexität einmalig.

Wir wollen einen Bogen spannen von der Entstehung von Gold (hier ist sich die Wissenschaft bis heute nicht einig) über die Förderung von Gold weiter zu dessen kultureller Bedeutung in antiker Zeit bis hin zur heutigen Verwendung in der naturheilkundlichen Praxis.

Auf der Suche nach Gold – nicht nur in der Erde, sondern auch in den Laboratorien der Könige und Herrscher vergangener Zeiten – läßt sich die Geschichte der Alchemisten verfolgen, die mit Hilfe des »Steins der Weisen« Gold aus Blei schaffen wollten. In diesem Zusammenhang erfolgten die ersten medizinischen Versuche mit Gold, es gab Heilungserfolge und es entstanden früh zu datierende Aufzeichnungen über Reaktionen des Körpers.

Diese Erfahrungen dienen heute als die ersten Zeugnisse vom Umgang mit Gold in der medizinischen Anwendung. Gold kann gegessen, mit Wasser in unterschiedlicher Weise getrunken oder über den Blutkreislauf oder die Haut aufgenommen werden.

Insbesondere der Einnahme von ökologisch sauber gefördertem und somit eßbarem Gold gilt die Aufmerksamkeit der vorliegenden Darstellung. Hier zeigt die Goldkur der Hildegard von Bingen (1098 - 1179) eine Sichtweise auf die vielfältigen Möglichkeiten, dem Körper Gutes zu tun, die wiederzuentdecken sehr lohnend ist.

Wie kann Gold nun helfen und die Selbstheilungskräfte des Körpers stärken? Was bedeutet es, wenn Mediziner von der Fähigkeit des Goldes sprechen, es habe »ordnende Kraft auf die Körperzellen«? Welche Möglichkeiten, Gold zu sich zu nehmen, gibt es und welche Rezepte zur Linderung, zum Beispiel rheumatischer Krankheiten, sind überliefert?

Auf mannigfache Weise wird Gold, meist unbemerkt ganz nebenbei, vom Körper aufgenommen, so etwa über die Haut beim Tragen von Schmuck. Gerade Ringe, die eng anliegen, führen dem Träger kleinste Goldmengen zu. Oftmals, wenn ein Mensch mit hohem Fieber im Bett liegt, holt sich der Organismus seine »Ration« an Gold. Dann ist nach dem Abklingen des Fiebers am Ringfinger ein schwarzer Rand sichtbar, welcher von beigemischten Metallen herrührt, welche in der Ringlegierung enthalten sind. Auch beim Trinken aus Bechern mit Goldrand, früher in adeligen Kreisen und gutbetuchten Familien weit verbreitet, kommen die Schleimhäute mit den Molekülen von Gold in Berührung.

Das Besondere an der Goldkur und den weiteren hier vorgestellten acht Möglichkeiten, Gold als Medizin zu sich zu nehmen, liegt dabei in ihrer Aktualität. Gold läßt sich in unserem Körper natürlicherweise in der Aorta und im Gehirn finden. Zugeführt, kann es bei Indikationen wie Polyarthritis, Rheuma, Gicht, gynäkologischen Krankheiten und Herzbeschwerden helfen. Viele Patienten berichten darüber hinaus, daß ihr Körper nach Einnahme von Gold wieder »richtig zu funktionieren« begann. Ein »Funktionieren«, das etwa mit ursprünglicher Lebendigkeit, die lange vermißt oder abhandengekommen schien, gleichgesetzt werden kann.

Durch Streß, Elektrosmog (Beeinträchtigung des Melatonin-Spiegels) und große Belastung durch Umweltgifte hat unser Körper einen höheren Bedarf an Kraft und Energie, um die Anforderungen des modernen Lebens zu meistern. Hier kommt der Einsatz von Gold als Immunkräftiger und energieleitendes Edelmetall in Betracht. Es erscheint geradezu unverzichtbar, Gold in ein neues Licht zu rücken als Grundlage zur Stabilisierung der Selbstheilungskräfte in unserem Körper.

Martin Vitt, Tübingen 2012

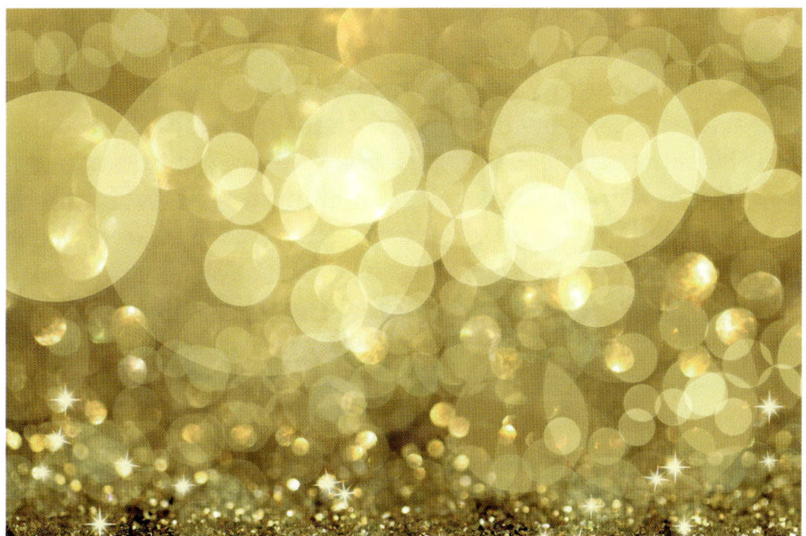

Gold – ein edles Metall

Gold ist der Inbegriff eines edlen und zugleich sehr geheimnisvollen Metalls. Sich diesem Geheimnis zu nähern, bedeutet auch, unterschiedliche Aspekte zu beleuchten und die eine oder andere als Tatsache angesehene Betrachtungsweise neu zu interpretieren und zu hinterfragen.

Was also ist Gold und welche Eigenschaften hat es, wie ist es entstanden und was ist das ganz Besondere an diesem Edelmetall?

Das reine Gold, meist von Scheideanstalten aufbereitet und in Barren gegossen oder als Granulat den Goldschmieden zur Verfügung gestellt, hat rein naturwissenschaftlich gesehen folgende Eigenschaften:

Chemisches Symbol im Periodensystem: Au	Elektrische Leitfähigkeit: $45{,}5 \cdot 10^6$ A/(V · m)
Mohshärte: 2,5 (von 10)	Wärmeleitfähigkeit: 320 W/(m · K)
spezifisches Gewicht: 19,3g/cm³	Schmelzpunkt: 1064,58 °C
spezifisches Gewicht von Rheingold: 19,265 g/cm³	Siedepunkt: 2.855,85° C

Darüber hinaus ist »Gold ... ein besonderer Stoff. ... Es ist selten, es ist beständig und es hat einzigartige physische Eigenschaften. Kein anderer Stoff reflektiert das (Sonnen-) Licht so stark.«[1] Um die außerordentlichen physikalischen Eigenschaften von Gold in stärkerem Umfang nutzen zu können, versuchten vor allem im Mittelalter viele Alchemisten ihr Glück bei der künstlichen Herstellung dieses Edelmetalls. Heute schätzen wir es ebenfalls, da es leicht zu schmieden ist, aber beständig gegen jegliche natürliche Zersetzung. Gold oxidiert nicht und kann nur mit »Königswasser« (einem Gemisch aus 1 Teil konzentrierter Salpetersäure und 3 Teilen konzentrierter Salzsäure) zersetzt werden. Es ist schmiedbar und dehnbar, so daß aus einer Unze (31,103 g) ein Faden von 55 km Länge gefertigt werden kann. Durch seine Seltenheit – bisher wurden nicht mehr als 160.000 Tonnen Gold gefördert – ist es begehrt und gilt als die stabilste Währung. Die Jahrhunderte überdauernd, wird es von allen Völkern geschätzt. Alles Gold, das bis heute gefördert wurde, könnte auf einem Platz mit einer Länge von 20 Metern, mit einer Breite von 20 Metern und derselben Höhe gelagert werden. Es ist selten und begrenzt, da es nicht beliebig zu vervielfältigen ist[2] und daher von jeher als Tauschmittel beliebt. Und, dies sei besonders hervorgehoben, es hat physikalische und chemische Eigenschaften, die es neben Silber für unseren Körper zu einem Heilmittel werden lassen.

Die Mythen, Geschichten und Sagen über das gelbgoldene Metall sind vielfältig. In allen Kulturen spielte Gold, meist im Zusammenhang mit der Erschaffung der Welt oder bei der Darstellung königlicher Attribute in den ersten Stadtstaaten der vergangenen Jahrtausende, eine herausragende Rolle. Doch bevor näher auf die kulturellen Aspekte des Goldgebrauchs eingegangen wird, sei hier zunächst der heutige Kenntnisstand von der Entstehung des chemischen Elements Gold kurz skizziert.

Der Quantenphysiker Michio Kaku schreibt, daß die physikalischen Gegebenheiten bei der Entstehung unseres

Sonnensystems ein solch schweres Element wie Gold nicht hervorgebracht haben können. Es muß durch ein kosmisches Ereignis auf die Erde geschleudert[3] oder von Meteoriten in der Zeit der Erdentstehung »eingeschleppt« worden sein.

Ergänzend dazu notiert Markus Sommer: »Erst seit kurzem weiß man, daß Meteoriten und Gold noch mehr miteinander zu tun haben (als die Verarbeitung von Gold und Meteoreisen zur Zeit unserer Ahnen – M.V.): Die Meteoriten enthalten nämlich auch Spuren von Gold, und man nimmt inzwischen an, daß alles Gold der oberen Erdschichten ... ursprünglich durch Meteoriten aus dem Kosmos zu uns kam ... Meteoriten und Gold verbinden uns also mit dem Kosmos!«[4]

Doch erklärt dies noch nicht die Entstehung von Gold.

Die Experten, die sich naturwissenschaftlich mit dieser Frage beschäftigen, haben aktuell zwei plausible Erklärungsmodelle. Gold kann danach durch folgende Prozesse entstanden sein:

a) beim Kernschmelzprozeß einer Supernova;

b) bei der Kollision zweier Neutronensterne.

Neueste Erkenntnisse beschreiben die Vorgänge plausibel im Zusammenhang mit einer Sternenexplosion: »Ursprünglich gab es im Orbit vor allem die beiden leichtesten Elemente Wasserstoff und Helium sowie Spuren von Lithium und Beryllium. Alle schweren Elemente wie Sauerstoff, Kohlenstoff und Eisen bildeten sich erst später durch Kernfusion im Innern von Sternen. Damit auch Elemente entstanden, die – wie Gold – schwerer sind als Eisen, mußten die Sterne noch in einem gewaltigen Aufleuchten explodieren.«[5]

Diese sogenannte »Supernova« beschreibt das »Sterben« und die Vernichtung eines Sternes am Ende seines Lebenszyklus. Dabei leuchtet er in einer gewaltigen Explosion nochmals auf, und es entstehen unter diesem gewaltigen Druck die Elemente jenseits des Eisens, so auch Kupfer, Germanium und die Edelmetalle Silber und Gold.

Der Zusammenstoß von Neutronensternen läßt nach Meinung der Wissenschaftler noch mehr Gold entstehen.

Dabei handelt es sich um Kräfte, die die – nach dem Urknall – heftigsten Explosionen im Universum darstellen. Die Neutronensterne haben dabei eine extrem hohe Dichte. Sie haben beispielsweise die Masse unserer Sonne und sind dabei 70.000 Mal kleiner als diese. In Computersimulationen mit dem Energieausstoß als Berechnungsgrundlage lassen sich die chemischen Reaktionen beim Zusammenstoß dieser Sterne heute nachvollziehen. Allerdings kommt ein solches Ereignis nur etwa alle 100.000 Jahre vor.

Heute findet man auf der Erdoberfläche im Durchschnitt 0,005 Gramm Gold pro Tonne Gestein. Und die sehr gleichmäßige Verteilung führte die Experten zu dem Schluß, daß eine Supernova oder die Verschmelzung von zwei Neutronensternen zum Entstehen von Gold geführt haben. In diesem Prozeß sind dann die Überreste von Schwermetallen von den sich bildenden Planeten eingesammelt worden.

Ebenso wie das Weltall, befindet sich auch die Erde in einem ständigen Veränderungsprozeß. So verschoben sich die Kontinente im Laufe von Jahrmillionen, und allmählich entstanden Goldlagerstätten in der Erdkruste, verbunden mit chemischen Prozessen und unter extrem hohem Druck. Diese Vorkommen kamen dann allmählich ans Tageslicht, nachdem Erosion und weitere verschiedene Umgestaltungsaktivitäten (z. B. Erdrisse) ihren Beitrag dazu geleistet hatten. So können wir heute Gold in verschiedenen Formen, etwa als Berg- oder Waschgold, in der Natur vorfinden und mit Hilfe bergbautechnischer Werkzeuge zutage fördern.

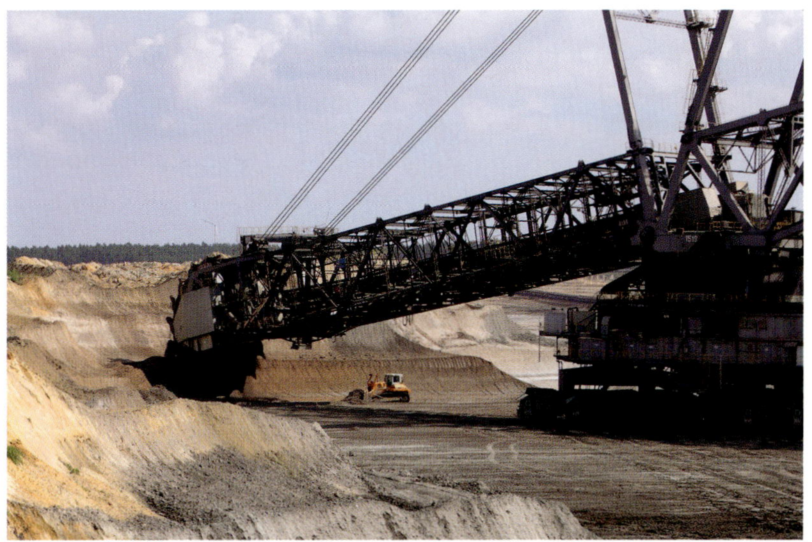

Die Förderung von Gold

Wird Gold gewonnen, muß es, da es in der Natur niemals »rein« vorkommt, behandelt werden. Die Förderung sollte, vergleichbar mit dem ökologischen Anbau von wertvollen und gesunden Lebensmitteln, sauber und nachhaltig geschehen. Zunächst gilt es daher, sich folgenden Unterschied bewußt zu machen: »Goldvorkommen teilt man in primäre und sekundäre Lagerstätten ein. Bei den primären Lagerstätten handelt es sich um sogenanntes Berggold, bei den sekundären um sogenanntes Wasch- oder Seifengold.«[1]

Berggold entsteht bei hohen Temperaturen und unter großem Druck im Zusammenspiel mit Schwefelwasserstoff. Dabei wird vorhandenes Gold aus dem Magma herausgelöst, und es kühlt in der Erdkruste ab. Beträgt die Konzentration des Goldes im Gestein mehr als ein paar Gramm pro Tonne, gilt dieses als Erz.

Die Wirtschaftlichkeit für den Abbau beginnt bei 3 g pro Tonne. Dies geschieht in Minen, meist im Tagebau und unter Einsatz gefährlicher chemischer Mittel. Durch die Verwendung von Zyaniden (Salze der Blausäure) werden die Menschen, die dort unter erbärmlichen Bedingungen arbeiten, gesundheitlich aufs äußerste gefährdet.[2] Die Folgeschäden für die Umwelt reichen über Jahrzehnte hinaus; die »Mondlandschaften« beispielsweise in der Cordillera-Region im Norden der Philippinen zeigen dies nachdrücklich.

So ist beim industriellen Abbau in vielen Ländern eine Katastrophe für Mensch und Umwelt vorgezeichnet. Eine Goldmine ist eine Fabrikanlage mit offener Laugung des gesprengten und zerkleinerten Gesteins. Monatelang werden aufgeschüttete Schutthalden mit Zyaniden beträufelt, die die winzigen Goldpartikel aus dem Gestein lösen. Auch das etwas bessere Verfahren, durch einen geschlossenen Kreislauf von Chemikalien das Gold vom Gestein zu trennen, hinterläßt Tonnen hochgiftiger Schlacke, die oftmals einfach in Flüsse und oder ins Meer geschüttet werden. Diese Schlacke findet sich dann über die Nahrungskette in Kleinstmengen in den Lebensmitteln beim Verbraucher wieder. Direkt vor Ort frißt sich das von Zyanid verseuchte Gestein in den Boden und gefährdet das Grundwasser.

Verwendet man statt dessen beim Bergbaugold Quecksilber zur Amalgamisierung, werden Arsen, Blei und weitere giftige Elemente frei, die ebenfalls einfach in die Natur abgegeben werden. Im Gebiet des Amazonas sind das pro Jahr um die 100 Tonnen Quecksilber.[3] Zusätzlich zum Gebrauch der giftigen Substanzen, gibt es Auswirkungen auf kleine Goldwäscher: Sie werden vertrieben oder als illegale Goldwäscher verfolgt. Kinderarbeit und eine geringe Lebenserwartung sind hier an der Tagesordnung.

Eine Besinnung auf alternative Goldwaschtechniken ist dringend nötig.

Waschgold, auch Seifengold oder alluvionales Gold genannt, wird durch Goldwaschtechniken gewonnen. Es hat eine satte gelbe Farbe und eine hohe Dichte (Flußgold in der Schweiz

19,32 und Rheingold bei Karlsruhe 19,265). Beim Waschen mit der Pfanne bleibt es beim »Spülen« am tiefsten Punkt liegen und kann damit gut vom anderen Sandbestand getrennt werden.

Dieses Waschgold wird nach dem Trocknen in kleine Gläschen gefüllt. Liegt es in Pulverform vor, ist es mit hundertprozentiger Sicherheit nicht mit Chemie in Berührung gekommen, denn Gold mit Kontaminationshintergrund ist herstellungsbedingt immer in kleinen Granulaten oder »in Barren gegossen« am Markt zu erhalten.

Gold kommt in der Natur niemals rein (24 Karat) vor, das bedeutet, daß das Rheingold mit einem natürlichen Feingehalt von 922 (ungefähr 23 Karat) das seltenste Gold der Welt ist. Berggold dagegen überschreitet selten 20 Karat.

Die »Flitterchen«, die Körner des Waschgoldes, haben meist eine Größe von 0,1 bis 2,5 mm. Je weiter flußabwärts es gefunden wird, desto kleiner sind die Goldpartikel. So braucht man für 1 g Rheingold aus dem jungen Rhein in der Schweiz ungefähr 35.000 Flitterchen und bei Karlsruhe in Deutschland gute 170.000 Partikel.

Insgesamt liegt das Edelmetall in drei verschiedenen Arten als Bergbaugold, als Waschgold oder als Goldamalgam vor. Unter bestimmten Voraussetzungen ist Gold auch in Wasser löslich und wird zu metallischem Gold reduziert. Dies geschieht dann, wenn die in Wasser gelöste oxidierte Form des Goldes mit einem Reduktionsmittel (z. B. einer Eisenverbindung) »zusammenkommt« und somit Flitterchen bilden kann. Wie zwei deutsche Petrologen herausfanden, können daraus unter bestimmten Bedingungen wieder Goldnuggets wachsen.[4] Neueste Erkenntnisse bei der Entstehung von Waschgold-Nuggets aus dem Rhein weisen darauf hin, daß auch Bakterien daran beteiligt sind und dieses »ausgeschiedene« Gold sich an Eisengegenständen und anderen Metallen im Fluß ablagert.[5]

Diese Beobachtung wird durch Studien zu biologischen Vorgängen bei Gold bekräftigt: »Die Entstehung von Gold hielt man bislang für einen abiotischen Vorgang. Jetzt aber hat ein internationales Forscherteam belegt, daß das Wachstum von Goldnuggets auch das Ergebnis eines aktiven biochemischen Prozesses sein kann. ... Diese sogenannte Bio-Mineralisation von Gold, also die Gold-Bildung durch den Einfluß von Bakterien, könnte ... nach Ansicht der Forscher nun völlig neue Horizonte in der biotechnologischen Anwendung von Bakterien eröffnen.«[6]

Neben der Gewinnung aus der Erdkruste durchläuft Gold aufgrund seiner ihm zugesprochenen Wertigkeit auch den Wiederaufbereitungsprozeß, kurz »Recycling« genannt. Hier ist eine eigene Industrie entstanden. Die »Scheideanstalten« verarbeiten dabei Altgold, Schmuckgold, Zahngold, Münzen und Elektroschrott. Dabei »trennen« sie Metalle und Reststoffe voneinander, und je nach Kundenwunsch werden unterschiedliche Legierungen bereitgestellt. So kann dort Gold mit einem Feingehalt von 999,9 (auch ein Feingehalt von 999,99 ist möglich) bezogen werden. Das bedeutet, daß es sich um fast reines Gold handelt, denn von 1000 Anteilen sind 999,9 Anteile Gold.

Der Goldschmied bezieht von der Scheideanstalt seine Legierungen oder sein Granulat meist in Form von aufbereitetem Gold. Das bedeutet bei einem Goldring, der den Feingehaltsstempel 585 trägt, eine Zusammensetzung wie folgt:

Der Goldanteil beträgt 58,5% (auch 14 Karat genannt), und daneben enthält der Ring Legierungszusätze, vor allem Silber und Kupfer, aber auch Nickel und Palladium sind noch darin enthalten. Insbesondere bei Nickelunverträglichkeit sollte auf einen höheren Goldgehalt geachtet werden.

Wie auch immer Gold »verfügbar« gemacht wird, das Geheimnis seiner Herkunft, seiner Verbreitung und seines Vorkommens bleibt stets mit ihm verbunden. Das Gold, das in der Vergangenheit in Minen abgebaut oder in Flüssen gewaschen wurde, kann heute mit Hilfe neuester Elektronenmikroskopie und anderen wissenschaftlichen Hilfsapparaturen untersucht werden, um den jeweiligen Fundort zu bestimmen, etwa von historischem Gold aus Ägypten. Kam es aus der heutigen Türkei? Wie waren die Handelsbeziehungen, wie wurde es verarbeitet? Das auch in den alten Zeiten unter schwierigsten Bedingungen geförderte Gold, so etwa im römischen Reich in Spanien, fand Einlaß in die ersten literarischen Berichte über den Bergbau und reiche Völker. Die historischen Aufzeichnungen zeigen, daß das Edelmetall zu allen Zeiten Anlaß gab, es zu lieben oder es als »unnütz« zu verwerfen.

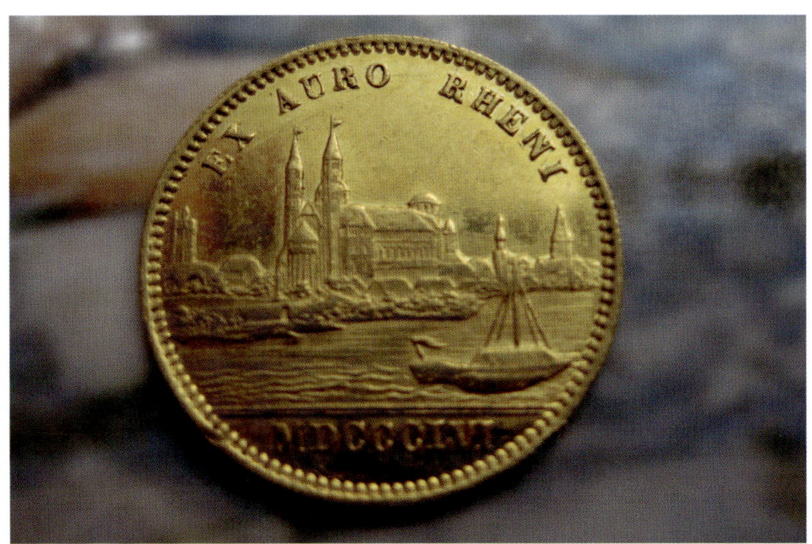

Kulturelle Bedeutung

Wenn nur die Ohrring' meine wären!
Man sieht doch gleich ganz anders drein.
Was hilft euch Schönheit, junges Blut?
Das ist wohl alles schön und gut,
Allein man läßt's auch alles sein;
Man lobt euch halb mit Erbarmen.
Nach Golde drängt,
Am Golde hängt
Doch alles. Ach wir Armen!

FAUST 1, JOHANN WOLFGANG VON GOETHE [1]

Dieses Zitat aus dem Munde Margaretes im »Faust« wird in vielen Veröffentlichungen zum Thema Gold angeführt: »Nach Golde drängt, am Golde hängt doch alles.« Der Schlußseufzer »Ach, wir Armen«, der eine Deutung offen läßt, wird meist weggelassen. Gold kann ein Segen (Reichtum) und zugleich ein Fluch sein. So zeugen alte mündliche und schriftliche

Quellen auf unterschiedliche Weise vom Einsatz des Edelmetalls. Meist verbinden sich historische Berichte (Überlieferungen, Reisebeschreibungen, Historien) mit dem im jeweiligen Land gebräuchlichen Fundus an Sagen und Mythen.

Diesen Erzählungen läßt sich oft die Art und Weise der Goldförderung und -verwendung entnehmen. So begann die Goldwäscherei in Ägypten schon früh (4000 v. Chr.). Östlich von Theben fand man das begehrte Gold und verarbeitete es in kleinen Tontiegeln, indem man es schmolz und künstlerisch verarbeitete. Als die Sandufer nicht mehr genug Edelmetall hergaben, wurden die ersten Minen in die Wüstenberge getrieben (2000 v. Chr.).

Etwa zeitgleich entstanden dann in Nubien (Südägypten) die ersten Bergwerke. Das Goldland, so die Übersetzung von Nubien, bescherte den Ägyptern Reichtum, und mit Hilfe von Sklaven war es ihnen möglich, in dieser unwirtlichen Umgebung bei Hitze und Trockenheit Gold in großer Menge abzubauen.

Die ägyptischen Pharaonen hatten regen Kontakt mit den Phöniziern (1000 v. Chr.). Diese waren vorzügliche Seefahrer und betrieben rund um den Mittelmeerraum Handel. Über sie verbreitete sich das Gold in der damaligen Welt sehr rasch, auch zur Herstellung von Münzen, die anfangs noch mit Silber vermischt wurden, dem sogenannten Elektron.

Bei den Griechen, so beschreibt es die griechische Argonautensage (Argos war der Erbauer des Schiffes), machte sich Jason mit seinen Männern auf, das Goldene Vlies zu suchen, welches ihm bei der Rückkehr Ruhm und Reichtum versprach. So mußte er an den Rand der damaligen Welt aufbrechen, um dieses geheimnisvolle Fell eines Widders namens Chrysomeles zu finden. Er reiste in das heutige Westgeorgien zum Volk der Kolcher. Diese, so berichten auch Aristoteles und Plinius der Ältere, besaßen einen sagenumwobenen Goldreichtum, welcher als Zeichen ihrer Macht allen bekannt war. Die Sage des Goldenen Vlieses zeigt sehr eindrucksvoll, wie damals auch nach Berichten des Historikers Appian (90 bis

160 n. Chr.) bei den Kolchern Gold gewaschen wurde: »Die Kolcher gewannen goldhaltigen Sand aus den Bach- und Flußläufen des Kaukasus mit Hilfe von Schaffellen. Dazu legten sie zottige Felle ins Wasser und fingen die kleinen Goldteilchen auf.«[2]

Die Römer, hier vor allem Plinius der Ältere (23 n. Chr. bis 79 n. Chr.), der sich ausgiebig und intensiv mit dem Bergbau in der Antike beschäftigte, schrieb in seinem Hauptwerk »naturalis historia« in seinem Band 33 über die Gold- und Silbergewinnung: »Das schlimmste Verbrechen gegen die Menschheit hat der begangen, der als erstes Gold an seinen Finger steckte.« Es ist eine der wenigen kritischen Aussagen zum Thema Gold. »Plinius war unter Nero Statthalter in Hispanien. Als höchster Bergbaubeamter hat er, wie seine ausführliche Beschreibung der Vorrichtungs- und Abbaumethode erkennen läßt, mehrfach ein solches Spülbergwerk besichtigt.«[3]

In der Bibel steht im Evangelium nach Matthäus, Kapitel 2, Verse 9-11 geschrieben: »Der Stern, den sie – die Weisen aus dem Morgenland – gesehen hatten, ging vor ihnen her, bis er kam und stand oben über, wo das Kindlein war. Und da sie den Stern sahen, wurden sie hoch erfreut und gingen in das Haus und fanden das Kindlein mit Maria, seiner Mutter, und fielen nieder und beteten es an und taten ihre Schätze auf und schenkten ihm Gold, Weihrauch und Myrrhe.«

Das mitgebrachte Gold und die wertvollen Gewürze sollen zeigen, daß hier der König der Erde geboren wurde. Im anthroposophischen Umfeld spielt diese Kombination von Gold und Gewürzen bis heute eine sehr wichtige Rolle.

Im Umfeld des Rheins, im Siedlungsgebiet der Kelten, wurde zur Zeit der Griechen und Römer Gold sowohl zur Herstellung von Schmuck als auch für Münzen verwendet. Ausgrabungen zeigen, daß der so genannte Torques (ein Halsring mit verzierten Enden) sowohl vom Stammesführer als auch von dessen Frau getragen wurde.

So berichtet der griechische Geograph Strabo von den Kelten: »Daß sie Gold tragen, um die Hälse Ketten, um die Arme und Handknöchel Armgeschmeide, reiche Leute auch goldgestickte Kleider.«[4]

Auch schrieb Poseidonios von Apameia (etwa 135 - 51 v. Chr.) über keltische Frauen und Männer: »[Sie] reiben den Goldstaub mitsamt den Sandmassen, sondern und waschen ihn und bringen ihn dann auf den Schmelztiegel.«[5]

Dies ist eine schöne Beschreibung der Goldwäscherei. Aus den Flüssen wie aus den antiken Minen gewannen die Völker ihr Gold zur Verwendung für kultische, religiöse und kriegerische Gegenstände.

Ab dem 14. und 15. Jahrhundert schrieb der deutsche Arzt und Mineraloge Georg Agricola (1494 - 1555) seine Bücher über den Bergbau. Hier ging er auf die verschiedenen Arten der Goldgewinnung ein, auch auf die gebräuchlichen Waschverfahren der damaligen Zeit. Und er erstellte seine Abhandlung *De Re Metallica*, welche nach seinem Tod mit Hilfe des Buchdrucks sehr weite Verbreitung fand.

Darin untersuchte und beschrieb er, da exakte Angaben z. B. über Schmelzvorgänge fehlten, in einfacher Weise die Tätigkeit, ordnete sie der Erfahrung bei der bisherigen Aufbereitung von Erzen zu und erstellte eine Anleitung zum Bau eines Schmelzofens. Ebenfalls prüfte er den erforderlichen Arbeitsvorgang auf seinen Wahrheitsgehalt.

In Deutschland, der Schweiz und Frankreich gab es goldtransportierende Flüsse, und es wundert nicht, daß ab dem 17. Jahrhundert die jeweiligen Könige und Herrscher ihre Dukaten in Gold und auch in Flußgold prägen ließen. So gab es Rheingold-Dukaten im Badischen und in Bayern, und aus den Flüssen Donau, Isar und Inn wurde Gold gewaschen und vermünzt.

In diesem Zusammenhang soll über das Münzwesen hinaus kurz auf die Bedeutung von Gold als Wirtschaftssicherungsmittel hingewiesen werden. Das Gold bot die Sicherheit, die für den weltweiten Handel über Kulturen hinweg nötig war.

Während England mit einer aggressiven Macht- und Handelspolitik, gepaart mit den Anfängen der industriellen Revolution, die herrschende Handelsmacht der Welt wurde, stellten sich Handelspartner auf das britische Geldsystem ein. Als eine Folge daraus entstand der Wunsch nach einer klar definierten Umtauschbasis in Gold. Die Zentralbanken der jeweiligen Regierungen hatten hierbei über die Goldreserven zu wachen und somit einen Goldstandard zu bestimmen. Es entstand ein von allen akzeptiertes Währungssystem, welches Papiergeld absicherte, indem der Staat Banknoten und Scheidemünzen jederzeit in Gold eintauschen würde. Dieser Goldstandard galt ab 1870 bis zum 1. Weltkrieg, danach gab es 1931 mit der Sterlingkrise den Bruch, und in Bretton Woods wurde 1944 der noch mit Gold hinterlegte US-Dollar zur Leitwährung. Aufgrund der Überschuldung beim Vietnamkrieg (ab 1971) kündigte die USA die Goldhinterlegung des US Dollars auf und zahlte auf diese Weise seine Kriegsschulden.

Viele Experten sehen in der Abkehr vom bewährten Goldstandard und der Einsetzung des Dollars als Leitwährung die heutigen Ursachen der zinsgebundenen Spekulationen. Aufgrund der stetigen Zunahme an Papiergeld und der damit verbundenen Inflationsgefahr wird der Ruf nach »Bindung« an ein in begrenzter Anzahl vorhandenes Edelmetall wieder stärker.

Aber auch außerhalb des Finanzsektors spielt Gold in der gegenwärtigen Wirtschaftsstruktur eine bedeutende Rolle: »In der heutigen Zeit wird Gold von vielen Industriefirmen zu verschiedensten Zwecken genutzt. Zehn Prozent des Goldverbrauchs geht in die Branchen der Elektrotechnik und der Elektronik. [...] Besonders die IT- und Unterhaltungselektronik verwendet Gold in der Produktion. In elektronischen Bauteilen, Thermoelementen, elektrischen Kontakten und Leiterplatten wird Gold verarbeitet.«[6] Die Uhren- und Schmuckindustrie benötigt pro Jahr etwa 75% des geförderten

Goldes. Auch die Zahnärzte und Zahnlabors verwenden Gold für Füllungen und Legierungen.

In der Lebensmittelindustrie wird Blattgold (E175) zur Verzierung und für Danziger Goldwasser gebraucht. Hierbei wird das Blattgold bis auf rund 100 Nanometer ausgewalzt. Doch hier ist Vorsicht geboten! Denn leider wird bei der Blattgoldherstellung gerne Zinkoxid verwendet, welches hochgiftig ist. Vor dem Verzehr ist also auf die Herkunft und Verarbeitung des Goldes unbedingt zu achten.

Auch die Kosmetikindustrie verwendet Gold als Färbemittel oder als Beigabe zu Cremes und Seifen.

Die Verwendung von Gold als Schmuck, wie oben bereits beschrieben, stellt eine Brücke dar vom Mythos Gold in den ersten Tagen der Menschheitsgeschichte bis zur heutigen Zeit. Neben den ästhetischen Aspekten hat Goldschmuck auf der Haut auch einen gesundheitlichen Nutzen.

So sehen wir einen Roten Faden von den Entstehungsmythen bis hin zur heutigen wissenschaftlichen Erklärung, von der Sonderstellung in der Kultur eines Volkes über die Gewinnung in Minen und Flußsanden bis hin zum direkten Einfluß auf den Menschen.

In der Allgemeinmedizin, in den alternativen Heilmethoden und in der Arzneikunde fällt die Aufmerksamkeit heute wieder verstärkt auf das edle Metall. Und in der wissenschaftlichen Schulmedizin, ganz aktuell in der Nanomedizin, wird Gold ganz neu entdeckt. Die Geheimnisse, die Gold in sich birgt, sind längst noch nicht alle erforscht.

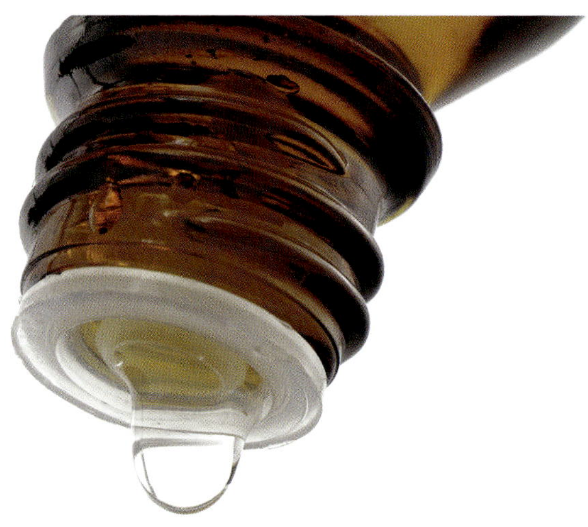

Gold in der Medizin

Seit Anfang der Kulturgeschichte wird Gold mit der Sonne gleichgesetzt. Das zeigt sich in der Symbolik und den Sagen vieler Völker. In der griechischen Mythologie zum Beispiel lenkt der Sonnengott Helios einen goldenen Wagen über das Firmament. Die Sonne, die Gestirne, die Götter und auch die Medizin wurden im »Gesamtkosmos« des Menschen gesehen. Die Ägypter verwendeten Gold für ihre Bauten, für Schmuck, für Kosmetik und auch für ihre Medizin. »Aurum« hatte dieselbe Hieroglyphe wie »Sonne«. Im Arabischen und Persischen spielte Gold in der Alchemie eine bedeutende Rolle. In Indien wurde Gold gekocht (siehe hierzu auch das Kapitel über die Verwendungsmöglichkeiten von Gold in der Alchemie), in China nahmen es die Menschen zur Lebensverlängerung zu sich. Bei vielen Völkern war es ein wichtiger Bestandeil sakraler Feste.

Seit dem 7. Jahrhundert kam die arabische Kultur, unter anderem durch die Übersetzungen syrischer und griechischer

Schriften, nach Nordafrika und Spanien. Durch den großen Erfahrungsreichtum der Alchemisten gab es in der Medizin große Fortschritte. Dieser wurde durch den Kontakt der arabischen Gelehrten zu China gestärkt, wo die heilende Wirkung von Gold bereits bekannt war. Zusammen mit der griechischen Auffassung, daß Gold das oberste Metall ist, entwickelten die in Spanien lebenden Mediziner eigene Heilmethoden.

Im Mittelalter gab es zum Themenkomplex »Krankheit und Heilung« zum einen den Volksglauben und zum anderen die in den Klöstern überlieferte Auffassung von der Medizin und der Stellung des Menschen im Kosmos. Beide Vorstellungen prägten die medizinische Behandlung und Versorgung der Menschen.

In dieser Zeit war Gold als Zahlungsmittel zwar im Umlauf, Silber als Tauschmittel aber sehr viel stärker gebräuchlich. Das Mittelalter war nicht »finster«, doch die Ordnung war klar geregelt und »gottgewollt«. Der Klerus hatte das Privileg des Lesens und Schreibens, medizinische Fragen konnten hier an althergebrachten Überlieferungen ergründet werden.

Etwa zur Zeit Hildegards von Bingen wurden in Italien die ersten Universitäten gegründet, deren Lehrer, in Fakultäten unterteilt, kirchliches und weltliches Recht und eben auch Medizin unterrichteten.

Daneben entstanden Übersetzerschulen, die das arabische, syrische und griechische Wissen nach Europa »übersetzten«. Hier gab es Bücher zur Alchemie, und in Laborkellern wurden die ersten Versuche mit Königswasser, welches Gold angreifen konnte, unternommen. In Venedig wurde schon lange Glas hergestellt, und nun gab es die Möglichkeit, Glas-Apparaturen für den alchemistischen Prozeß der Goldgewinnung mit Hilfe »des Steins der Weisen« herzustellen.

Unabhängig davon hielt sich im Volksglauben die Vorstellung von der Heilkraft der Natur, und auch Heilsteine und Metalle spielten dabei eine große Rolle. Bei Hildegard von

Bingen finden sich daher in ihrer »Physica« im Neunten Buch über die Art der Metalle die Anweisungen zum Goldwein und zur Goldkur, die unter Anwendung mit Dinkel dem Patienten vor allem bei rheumatischen Beschwerden helfen sollte:

»Es wurde lange behauptet, Hildegard habe ihre Kenntnisse erworben, ohne einen wirklichen Zugang zur Wissenschaft ihrer Zeit gehabt zu haben. Dabei erstaunt allerdings folgendes: In ihrem Interesse daran, wie die Natur funktioniert, in ihrem Eifer, das Einzelne zu untersuchen, im wörtlichen Sinne zu analysieren, auseinanderzunehmen und dadurch zu verstehen, liegt sie vollkommen auf einer Linie mit der wissenschaftlichen Avantgarde ihrer Zeit.«[1]

Im 14. Jahrhundert schrieb Konrad von Megenberg (1309 - 1374), Rektor zu St. Stephan in Wien, in der ersten deutschsprachigen Abhandlung zu Naturerscheinungen in seinem *Buch der Natur*: »... golt..., wenn man ez pulvert, so hailt ez den auzsetzel ... was wunden man mit golt macht, die geswellent niht. Golt ist guot für des herzen krankhait und für amaht und wider des magen kelten. Der wein, da goldes plechel inn erlescht sint, ist den milzsühtigen guot.«[2] In deutscher Übersetzung lauten die Anweisungen: »Gold ..., wenn man es zerkleinert, so heilt es den Aussätzigen ... die Wunden, die man mit Gold behandelt, die schwellen nicht. Gold ist gut für die Herzbeschwerden und gegen Ohnmacht und hilft bei des Herzens Kälte. Der Wein, wenn Gold darin abgelöscht wurde, hilft gut den ›Mondsüchtigen‹.«

Die Gemeinsamkeiten mit der Goldkur der Hildegard von Bingen wie auch der Tradition, Gold bei Herzkrankheiten und in Verbindung mit Wein einzunehmen, sind hier augenscheinlich.

In einer Bergbauregion in Villach in Kärnten aufgewachsen, lag Paracelsus (1493 - 1541) in heftigem Streit mit den Ärzten seiner Zeit, verurteilte deren Kräutermischungen und entwickelte seine eigenen Verfahren. Ähnlich wie Luther, bekämpfte er die alten Vorstellungen der damaligen Zeit. Er entwickelte eigene Gedanken und Methoden zu Heilung und Behandlung von Kranken und weist in all seinen Schriften immer wieder auf die Wichtigkeit der Wiederherstellung des Gleichgewichts der Grundsubstanzen im Körper hin: Sulfur, Mercurius und Sal. Paracelsus gilt daher heute als Vorläufer der Pharmakologie (Herstellung von chemischen Mitteln und Arzneimitteln) im weitesten Sinne.

Der Begründer der Homöopathie, Samuel Hahnemann (1755 - 1843) fand heraus, daß Goldpräparate gegen Melancholie, Herzbeschwerden, Haarausfall und Augenleiden eingesetzt werden können.

Er beruft sich ausdrücklich auf arabische Ärzte, und so ist ein Bogen zu beschreiben, der zeigt, daß in allen Zeitaltern, mit oder ohne religiöse Hintergründe, Gold sowohl zur Stabilisierung der Körpersäfte als auch zur Wiederherstellung des kosmischen Gleichgewichts im Körper eingesetzt wurde.

In der Neuzeit fand Robert Koch 1880 heraus, daß Kaliumgoldcyanid in kleinsten Mengen die Vermehrung von Tuberkelbazillen verhindert. Viele Mediziner setzten zu dieser Zeit Natriumgoldchlorid erfolgreich gegen Tuberkulose und Syphilis ein. 1929 konnte Jacques Forestier Patienten mit Hilfe von Goldthiopropanolsulfonat bei rheumatischen Gelenkentzündungen helfen.

Durch das stärkere Gewicht der alternativen Medizin heute wird Gold zum Beispiel in der homöopathischen Verwendung zugänglich. Die Lehre der Homöopathie geht von der Annahme aus, daß der Körper, der Gold ja bereits in der Aorta und im Gehirn speichert, dieses bei Bedarf für die Selbstheilung des Organismus »abruft« und somit z. B. eine Goldsalbe bei Herzbeschwerden diesen Prozeß unterstützen kann.

Es stellen sich die folgenden Fragen:

✦ Welches sind die Indikationsbereiche für eine Goldeinnahme?

- Gibt es ein bestimmtes Wirkungsprinzip?
- Welche Information bekommt der Körper bei der Einnahme von Gold?
- Wie wirkt Gold genau?

Die Erfahrungsberichte der Patienten, die Gold zu sich nahmen und von einer wesentlichen Besserung ihres Leides berichten, lassen folgende Indikationsbereiche klar erkennen:

- Einsatz bei Herzbeschwerden und Kreislauffunktionsstörungen
- Einsatz bei Polyarthritis, Gicht und Rheuma
- Lupus erythematodes (Hautkrankheit)
- Gynäkologische Krankheiten
- Virusinfektionen und bei Strahlungsempfindlichkeit

Wie kann eine Goldeinnahme dies bewirken?

Hierzu finden sich in der Literatur verschiedene Erklärungsversuche.

Zum einen schreibt Hildegard von Bingen in ihrer *Physica*:

»Und das Gold liegt zwei Monate im Magen, reizt diesen nicht, und es gibt keine Geschwüre. Ist dieser kalt und schleimig, wärmt das Gold den Magen, reinigt diesen ohne jegliche Gefahr für den Menschen. Macht ein gesunder Mensch dies, wird seine Gesundheit bleiben, ist er krank, wird er gesunden.«[3]

Moderne Mediziner der Naturheilkunde berichten, daß sie bei der Hildegard von Bingen- Goldkur die Einnahme von Gold mit Dinkel empfehlen und von der Wirkungsweise überzeugt sind. Gold verbleibt im Darm (wird vom Körper nicht aufgenommen) und hat »ordnende« Wirkung auf die Darmzellen. Die Patienten berichten, daß schon nach wenigen Wochen die Schmerzen nachließen und sie beschwerdefrei waren. Arthritis und Ischialgie verschwanden.[4]

Zum anderen verweisen einige Mediziner auf die Funktionen und Wirkungsweise der Spurenelemente:

Die Hauptaufgabe von Spurenelementen ist im Zusammenhang mit Enzymen und Hormonen zu verstehen. Hier treten sie als Cofaktor auf und verwandeln ein »inaktives« Enzym in ein »aktives« Enzym. So wirken zum Beispiel Zink, Selen und Mangan als antioxidativer Zellschutz und helfen bei der Immunabwehr, Eisen spielt eine wichtige Rolle beim Sauerstofftransport und bei der Blutbildung. Folgende grundlegende Spurenelemente sind für den menschlichen Organismus unbedingt notwendig: »Eisen, Kupfer, Zink, Kobalt, Jod, Fluor, Mangan, Selen. Sie erfüllen wichtige Aufgaben, indem sie für die Funktion von Enzymen (Zink, in Carboanhydrase ...), Vitaminen (Kobalt in Vitamin B 12) und Hormonen (Jod in Schilddrüse) erforderlich sind. Wichtige Proteine, z.B. Hämoglobin, Myoglobin und Eiweiße der Atmungskette (Cytochrome), benötigen Eisen. Zähne und Knochen werden durch Fluor gehärtet. Die Funktion anderer Spurenelemente (Gold, Aluminium usw.) sind entweder unklar, oder ihre physiologische Bedeutung ist bisher nicht bekannt (Bor, Brom, Strontium usw.). Manche sind sogar giftig (Quecksilber, Blei u.a.). Die Mineralstoffe haben keinen energieliefernden Wert.«[5]

Gold kommt im Körper vor. Dabei geht es um folgende Größenordnungen:

»Gold wird als ein regelmäßiger Bestandteil des Körpers gefunden. Nach Ragnar Berg kommt Aurum in »abbauwürdiger Menge« im Gehirn vor, doch ist über eine physiologische Rolle des Goldes nichts bekannt. Der Gehalt von Gold beträgt 0,7 - 2,0, im Gehirn 0,5 - 0,8, in der Aorta 0,1 - 0,8 mcg/g, in allen anderen Organen weniger (unter 0,1).«[6]

Die Wortwahl des schwedischen Wissenschaftlers Ragnar Berg »abbauwürdige Menge« weist auf die Relativität von Mengenangaben hin. Auch wenn »wenig« Gold im Körper ist, bedeutet dies auf keinen Fall, daß es nicht gebraucht wird. Es ist sogar davon auszugehen, daß eben dieses Vorkommen im Körper dafür verantwortlich ist, daß Gold auf Herz und Gehirn positiv wirkt. In homöopathischer Hinsicht bekommt der Körper durch die Goldkur Informationen, damit in den genannten Körperregionen die Selbstheilungskräfte des Körpers einsetzen. Dabei unterstützen das edle Metall und die damit verbundene Einstellung des Patienten die Heilungschancen in hohem Maße, wie neueste Forschungen zur Akzeptanz von Medikamenten zeigen.

Ein weiteres Naturheilverfahren in der Heilpraktikerpraxis ist die Oligotherapie. Das Prinzip ist folgendes: Die Spurenelemente lenken alle Funktionen unseres Körpers. »Der Kranke heilt sich selber«, sagte schon Dr. Ménétrier, der Pionier der Oligotherapie. Die Oligotherapie, eine Naturmedizin, beruht auf der katalytischen Wirkung der Spurenelemente auf die Funktionen unseres Organismus. Sie wurde erstmals im Jahr 1910 von Dr. Suter angewendet, weiterentwickelt wurde die Methode von Dr. Ménétrier (1930). ›Vorbeugen ist besser als heilen.‹ Gemäß diesem Leitsatz wirkt die Oligotherapie dem Risiko von Erkrankungen entgegen, indem die Abwehrkräfte des Körpers durch Einnahme von Spurenelementen gestärkt werden.«[7]

Die Einsatzmöglichkeiten der Oligotherapie sind vielfältig, bei Rheuma, bei der Unterstützung einer Krebstherapie oder zur Vorbeugung. Denn mit der Oligotherapie werden vor allem Beschwerden behandelt, die durch einen gestörten Stoffwechsel entstehen können. Dabei entscheidet der Therapeut, welche Spurenelemente bei den geschilderten Beschwerden des Patienten zum Einsatz kommen. Er leitet daraus folgende Bereiche der Anwendung, unter Einbezug der Möglichkeit einer Kombination mit anderen Therapien, ab: »Bei folgenden Beschwerden oder Krankheiten kann die gezielte Einnahme kleiner Mengen von Spurenelementen außerordentlich hilfreich sein:

- rheumatische Beschwerden und Gelenkschmerzen
- chronische Infektionen der Atemwege
- chronische Ohrenentzündungen.

Besonders günstig ist, daß diese Therapieform problemlos mit Maßnahmen der Schul- oder Komplementärmedizin kombiniert werden kann. Die Oligotherapie kann sogar die Wirksamkeit einer Antibiotika- oder Krebstherapie unterstützen. Da die Spurenelemente individuell eingesetzt werden und eine breite Wirkung auf den Organismus haben, können sie auch vorbeugend verwendet werden.[8]

Das Edelmetall Gold wird in Verbindung mit Kupfer und Silber gerne bei allen Immunstörungen eingesetzt.

Schulmediziner sehen diese Ergebnisse meist mit einem Achselzucken, geben aber gerne zu, daß es die Möglichkeit gibt, Goldsalze zu spritzen, die gegen Rheuma helfen. Es wird dann aber auch auf die üblen Nebenwirkungen bei der Einnahme von Goldsalzen verwiesen, und zu Recht werden diese nur noch kontrolliert für die Behandlung eingesetzt.

Dabei ist insbesondere zu beachten, daß bei parenteralem Einsatz von Goldsalzen, das bedeutet bei direkter Infusion entsprechender Medikamente, die Nebenwirkungen aufgrund der biologischen »Halbwertszeit« von Goldsalzen im Organismus mehrere Monate dauern können. Direkte Sonneneinwirkung auf die Haut ist zu vermeiden, und Augen, Nieren und Lunge können ebenfalls beeinträchtigt werden. Eine Reaktion des Körpers ist bei jedem zweiten Patienten zu erwarten.

Gold wirkt im Körper! Doch welche Informationen erhält der Körper bei Einnahme von Gold? Welche Rolle spielt dabei der Patient selbst?

Generell gilt – in der Kommunikationswissenschaft wie in anderen modernen Wissenschaften und erst recht in der Medizin –, daß es keine Einbahnstraße von Information gibt, sondern immer eine interaktive Wahrnehmung. Ein Experiment, so nachvollziehbar wie ausgeklügelt, muß immer den Durchführenden mit einbeziehen. Isoliert kann dies nicht geschehen. Der Arzt wirkt auf seinen Patienten, dieser auf den Arzt. Information ist also immer abhängig vom Betrachter.

So berichtet in einem Interview die Münchner Forscherin Karin Meißner in der Zeitschrift »Stern – Gesund leben« über die Interaktion von Arzt und Patient: »Es bedarf immer der Wechselbeziehung zwischen zwei Menschen. Wir sind soziale Wesen ... Ich halte die Zuwendung durch andere für essenziell. ... Die Selbstheilungsmechanismen – wenn man das so nennen will – lassen sich vor allem im menschlichen Miteinander anstoßen.«[9]

Diese Ergebnisse neuester Forschungen erklären, warum die Wirkung eines Medikamentes ohne die Fürsprache des Arztes und ohne die »Einstellung« des Patienten nicht den gewünschten Erfolg haben kann. Der Umgang mit Medizin ist immer auch die Begegnung und »Interaktion« mit fremden Stoffen, kleinen »Giften«, die den Organismus anregen, in die Balance zu kommen. Oder es werden fehlende Stoffe zugeführt, die der Körper dringend braucht, zur Wiederherstellung der »Grünkraft«, wie sie Hildegard von Bingen in ihren Büchern beschreibt.

Die unterschiedliche Sichtweise von Schulmedizin und alternativer Medizin gleicht der Auseinandersetzung der Befürworter und Gegner der Homöopathie. Dabei sind sich diese beiden Schulen ähnlicher, als es sich die Schulmedizin eingesteht. Es ist allgemein bekannt, daß mit Hilfe der ungefährlichen Kuhpocken-Impfung versucht wird, den gefährlichen Blattern ihren Schrecken zu nehmen. Auch hier gilt das Ähnlichkeitsprinzip, welches die Grundlage der Homöopathie darstellt. So schreibt Sven Sommer in seiner Schrift zum Thema Homöopathie und Impfung: »Das Ähnlichkeitsprinzip ist auch der Schulmedizin nicht fremd! So scheint es kaum jemand aufgefallen zu sein, daß Edward Jenner, der ›Urvater‹ der Impfung, und Samuel Hahnemann, Gründer der Homöopathie, nicht nur in derselben Epoche lebten, sondern daß die Erkenntnisse beider Männer über das Ähnlichkeitsprinzip im selben Jahr veröffentlicht wurden.«[10]

Da dieser Streit kein Ende finden wird, sei eine Analogie zum Thema Information angebracht.

Sowohl die Homöopathie als auch andere alternative Heilmethoden gehen davon aus, daß alle Lebewesen und alle Bestandteile dieser Welt miteinander in Verbindung treten können. Bei der Potenzierung eines homöopathischen Heilmittels gibt der Urstoff seine Information an das Globuli weiter, ohne daß dieses dann den Wirkstoff auch wirklich enthält. Daher enthält ein Heilmittel gegen Halsschmerzen die Information des Quecksilbers (Mercurius), ohne daß auch nur ein Bestandteil davon nachweisbar ist. Befragt man die Patienten beispielsweise bei Experimentierreihen, so ist das Halsweh ihrer Auffassung nach schneller verschwunden, wenn sie zuvor die Globuli zu sich nahmen.

Was ist nun »Information«?

Stellen Sie sich eine weiße Fläche mit 10 cm frisch gefallenem Schnee an einem wunderbaren Wintersonnentag vor. Keine Spuren, kein Hinweis, daß der Platz betreten wurde.

Nun gehen zwei Menschen parallel nebeneinander in eine Richtung über diesen Schnee und hinterlassen Fußspuren. Der eine hat Schuhe ohne Profil an, der andere trägt Schuhe mit Rillenprofil und mit Schmutz aus einer Pfütze an den Schuhen.

Welche Informationen werden bei diesem Vorgang übertragen? Vordergründig, daß zwei Menschen mit unterschiedlichen Schuhprofilen über eine schneebedeckte Fläche in dieselbe Richtung gingen.

Doch die Beobachter aus den verschiedenen »Lagern« der Medizin urteilen unterschiedlich. Wie aus der »Helikopterperspektive« erkennen die Verfechter der Schulmedizin nur den einen Menschen, den mit Rillenprofil und Schmutz daran. Warum? Er hinterläßt Spuren, die es sinnvoll erscheinen lassen, untersucht zu werden. Denn nur bei diesem Schuhprofil ist ein Wirkstoff nachweisbar, nämlich die Schmutzpartikel, die eingebettet in den Rillen vorhanden waren und beim Gang über den Schnee auf diesen übergingen. Beim zweiten Menschen mit den Schuhen ohne Profil sieht die Schulmedizin keinen Wirkstoff, keine Information und keine Trägerelemente (Rillen). Er ist nie über den Schnee gelaufen, da seine Abdrücke sich vom Schnee stofflich nicht unterscheiden.

Wissenschaftstheoretiker werden nun einwenden, daß hier auf verschiedenen Ebenen von Information gesprochen wird. Das mag sein, doch eine Information hat eben mehrere Ebenen. Warum sollte dies bei Gold nicht so sein? – Gold ist ein Leiter mit guter Leitfähigkeit, ein Widerstand mit der Fähigkeit der Wärmespeicherung im molekularen Bereich und im biologischen Umfeld ein Spurenelement, dessen Eigenschaften nur über den Erfahrungsbereich, das bedeutet, nur über Berichte von Geheilten kommuniziert werden kann. Es scheint sich zu lohnen, diesem Edelmetall, welches wir im Körper zu 5µg - 10µg natürlich besitzen, mehr Aufmerksamkeit zu widmen.

Zusammenfassend kann die Wirkung von Gold auf den Menschen mit folgenden Themenkreisen beschrieben werden:

1. Die Eigenschaften von Gold: Es ist nicht löslich (außer in Königswasser und unter bestimmten Umständen in der Natur), wird nicht absorbiert und unterstützt die Selbstheilungskräfte des Körpers.
2. Es besitzt als Metall eine sehr gute Leitfähigkeit und hat somit Einfluß auf den Wasser- und Energiehaushalt des Körpers. Die Energiebahnen des Körpers werden frei, die Spannung im Organismus wird wiederhergestellt.
3. Gold fungiert als Spiegel für die Bioresonanzen der einzelnen Zellen und bei den Darmzellen, dem Ort unseres Immunsystems.
4. Gold erweist sich, dem Ähnlichkeitsprinzip der Homöopathie entsprechend, als Aktivator der Zellen, wenn bei Rheuma oder Herz- und Nervenerkrankungen die Selbstheilungskräfte gestärkt werden sollen.

Eine Goldeinnahme, ob als Hildegard von Bingen-Goldkur, als Goldwein oder mit Hilfe des Informationsträgers Wasser, gibt dem Körper die »Grünkraft«, die Energie und die Balance (die innere Atmung) wieder.

- Gold ordnet die Zellen.
- Es stellt die innere Balance der Körpersäfte wieder her.
- Gold übernimmt Steuerungsfunktionen im Mineralstoffhaushalt.
- Gold bewirkt eine Auflösung der Verklebung bei der »Geldrollenbildung« der roten Blutkörperchen und verbessert die *Viskosität* (Zähflüssigkeit) des Blutes (siehe Elektrosmog).
- Gold hat Auswirkungen auf das Drüsensystem und auf die Verbesserung der Energieströme im Körper.
- Es findet eine Verbesserung des Stoffwechsels und eine Stärkung der Nerven statt.
- Gold verstärkt die Selbstheilungskräfte des Körpers, es hat sozusagen eine direkte Wirkung auf die »körpereigene Apotheke im Gehirn«.[11]

Somit hat die alternative Goldeinnahme (im Vergleich zur schulmedizinischen Anwendung von »Goldspritzen«) ihren Platz in der modernen ganzheitlichen Medizin wiedergefunden. Dabei ist selbstverständlich auf die Reinheit des einzunehmenden Goldes zu achten, weshalb hier am besten auf naturbelassenes Flußgold zurückzugreifen ist.

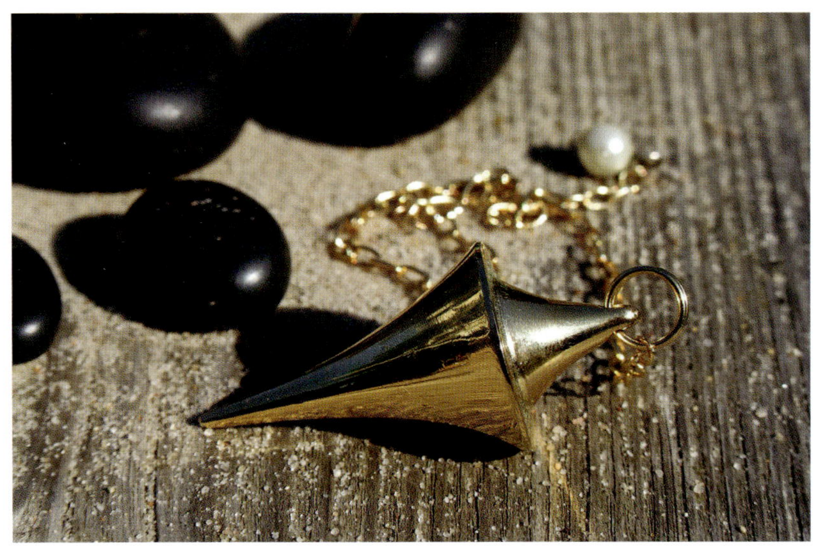

Medizinische Anwendungen

Neun Arten, Gold zu sich zu nehmen

Wie kann Gold angewendet werden? Welche Möglichkeiten gibt es, Gold zu sich zu nehmen? Warum ist es wichtig, »sauberes« und somit ökologisches Gold zu verwenden?

Der Körper nimmt ständig Gold auf. Dies geschieht in winzigen Partikeln, zum Beispiel über Schmuck, über die Nahrung oder direkt als Injektion bei der Behandlung von Rheumaerkrankungen. Auch über Wasser ist eine Aufnahme möglich, und der Hinweis auf die bereits erwähnten Bakterien, die Gold in den Flüssen »verdauen«, zeigt, daß Gold in winziger Konzentration im Wasser vorhanden ist. Darüber hinaus kann Wasser als Informationsträger für die Stimulation körpereigenen Goldes dienen.

Auch die Erfahrung eines Ringträgers, welcher bei hohem Fieber einen 750er Goldring trug, macht sehr deutlich, was geschieht, wenn der Körper nach Gold verlangt. So bemerkte er, nachdem er einige Tage wieder auf den Beinen war, daß sein Ringfinger schwarze Spuren aufwies. Was war geschehen? Der Körper »benötigte« in Phasen hohen Fiebers Spurenelemente, die ihm halfen, die Selbstheilungskräfte zu mobilisieren. Er nahm Gold aus dem Ring auf, und bedingt durch die Legierung (die Silber- und Kupferanteile enthält) blieben Spuren am Ringfinger haften.

Insgesamt lassen sich neun Arten, Gold zu sich zu nehmen, herausarbeiten. Einige davon sind kombinierbar, z. B. Gold in Wasser zu erhitzen und dieses »Goldwasser« als Sole zu trinken. In der alternativen Medizin wird Gold auch in Form von Globuli, Salben und Elixieren verwendet.

Im folgenden sollen zwei Anwendungen im Vordergrund stehen. Zum einen die Hildegard von Bingen-Goldkur, eine Einnahme von Gold, die seit Jahrhunderten erprobt ist. Zum anderen wird die Goldsole näher beleuchtet, eine »Neuentwicklung«, welche die Kraft des Wassers mit den Schwingungen der Salzsole kombiniert. Dabei hilft das Gold, die Bioresonanzen von Wasser und Salz in Einklang mit den Zellvorgängen im Organismus zu bringen und somit die »Säfte«, die unser Leben bestimmen, zu optimieren.

Eßbares Gold: Die Hildegard von Bingen-Goldkur

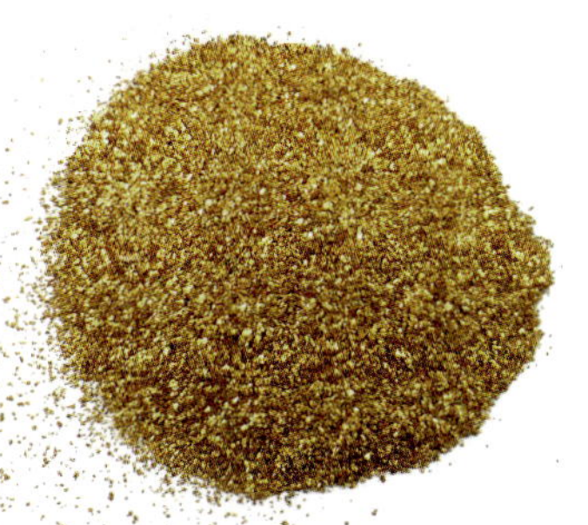

handgewaschenes Rheingold vor der Einschmelzung

Gold ist eßbar und kann und darf in Deutschland und ganz Europa verzehrt werden. Damit gehört es hierzulande zu den erlaubten Lebensmittelzusätzen. Es kann in Form von Blattgold (E 175), Goldglobuli und Goldpulver (Flußgold) zu sich genommen werden und birgt keine gesundheitlichen Risiken. »Gold gilt als gesundheitlich unbedenklich. Es wird im Körper nicht verdaut, sondern unverändert wieder ausgeschieden.«[1] Es hat keinen spezifischen Geschmack und wird daher »[...] als synthetischer Lebensmittelfarbstoff mit der europäischen Zulassungsnummer E 175 als Lebensmittelfarbstoff verwendet [...].Gold läßt sich nicht in Flüssigkeiten lösen, hierbei handelt es sich vielmehr um ein Pigment, das sich sehr fein im jeweiligen Medium verteilt. Gold ändert dabei seine chemische Struktur jedoch nicht.« (ebd.)

Bei Allergikern kann es allerdings zu Nebenwirkungen kommen. Die richtige Wahl des Goldes spielt beim Verzehr eine wesentliche Rolle. Denn, wie bereits in der Einleitung erwähnt, ist unter anderem vor der Einnahme von unechtem Blattgold zu warnen. Zwar wird dieses mit einem Feingehalt von 22 Karat angegeben, doch es ist nicht klar, aus welcher Quelle die nicht deklarierten Bestände kommen und welche zusätzlichen Bestandteile sich in diesem Gold befinden.

In der Homöopathie werden Gold-Globuli verwendet.

Hildegard von Bingen spricht in ihrer Goldkur von Gold, das in Pulverform vorliegt. Es soll frei von Verunreinigung und Schmutz sein. Hier eignet sich am besten echtes Flußgold, in feinster Form als Rheingold, was heute, wie oben beschrieben, die einzige Möglichkeit darstellt, naturbelassenes Gold unbedenklich und einfach zu sich zu nehmen.

Rheingold hat eine ideale Zusammensetzung: Der Feingehalt liegt dabei bei 92,8% Gold, Silber ist mit 6,4% enthalten und die restlichen Stoffe mit 0,8%. Hierunter sind Platin, Kupfer und Silizium zu finden.

Eine Untersuchung der Zusammensetzung von Flußgold aus dem Rhein führte zu einem überraschenden Ergebnis: Die Hülle jedes noch so kleinen Pulverkörnchens besteht aus 100% Gold. Nun kann in der Natur, wie bereits erwähnt, Gold eigentlich nicht zu 100% vorkommen, was hier dennoch zweifellos der Fall ist. Dieses läßt sich damit erklären, daß Gold nun eben auch die Eigenschaft hat, sich anzusammeln, hier in der Hüllenperipherie des Körnchens. So zeigen

Röntgenaufnahmen, daß sich die restlichen Stoffe im Inneren des »Körnchens« finden lassen.

Da Gold sich im Körper nicht auflöst, lagert dieses nun mit seiner Information »reines Gold« über Tage im Darm, ordnet die Zellen, stabilisiert die Balance »der Säfte«. Allmählich wird es dann ausgeschieden, eine Resorption ist nicht möglich.

Dennoch ist Gold ein Metall und sollte mit Sorgfalt zu sich genommen werden. Hildegard spricht in ihrer Goldkur »et huic *deick* de pulvere illo auri ad pondus unius obuli addat« (und diesem Teig gebe er Goldpulver im Gewicht einer kleinen Münze dazu), also nur wenig, nicht mehr als eine kleine Münze wiegt. So macht es Sinn, die Einnahme auf zwei Tage zu verteilen und jeweils zwischen 0,5 g und 0,6 g zu sich zu nehmen. Mehr als 1,2 g bis 1,5 g sollte die Goldeinnahme insgesamt auf keinen Fall überschreiten.

Neben der Goldkur gibt es den von Hildegard beschriebenen Goldwein. Gold zu trinken, ist eine weitere Möglichkeit, schonend die Heilkraft des Edelmetalls aufzunehmen.

Hildegard von Bingen wurde im Sommer 1098 in Bermersheim in Rheinhessen geboren, zu einer Zeit als die Kreuzzüge stattfanden und durch viele Reisende auch medizinische Kunde aus fremden Ländern nach Deutschland kam. So gab es fremdartige Berichte über Pflanzen, Stoffe und verschiedene Heilmethoden in der Medizin. Neue Ideen und die scholastische Lehre prägten diese Zeit.

Im Jahre »1152 – in Hildegards 54. Lebensjahr – wird Friedrich I. (Barbarossa) deutscher König. Er regiert bis 1190 und überlebt Hildegard von Bingen um 11 Jahre. 1155 wird er in Rom zum Kaiser gekrönt.«[2]

Hildegard war Benediktinerin und hatte Korrespondenz mit Bernhard von Clairvaux, sie unterhielt regen Briefwechsel mit den jeweiligen Päpsten und mischte sich ein. Ihre Werke handelten von Religion, Kosmologie, Medizin, den

Gestirnen und von der Natur. Nach einem bewegten Leben starb sie am 17. September 1179 im Kloster Rupertsberg bei Bingen. Ihre Schriften können nicht ohne den Bezug auf die mittelalterliche Welt verstanden werden:

»Hildegard von Bingens Werk zeichnet sich durch eine einzigartige und umfassende Kosmologie aus, deren Betrachtung wohl im Wissen des Mittelalters wurzelt, sich in ihrer Weisheit jedoch weit über die damalige Zeit erhebt.«[3]

Ab 1141, nach Visionen und der Schau des göttlichen Auftrages, beginnt sie diese schriftlich festzuhalten und den Psalter und die Schriften auszulegen. Sie predigt, schreibt und erweitert ihren Kenntnisstand über die Natur. »Es fällt auf, daß Hildegards religiöses Werk nicht nur von der Betrachtung des Göttlichen durchzogen ist, sondern stets auch vom Interesse am Leben der einzelnen irdischen Geschöpfe zeugt. Daher ist es kein Zufall, daß sie neben ihrem religiösen Werk, ihrer eigentlichen Lebensaufgabe, die Natur erforschte und versuchte, die heilsamen Kräfte in ihr zu entdecken und zu nutzen.«[4]

In der »Scivias« schrieb sie ihre Visionen nieder, ihr medizinisches Wissen findet sich in »Causae et Curae«, und mit der »Physica« ist ein naturwissenschaftliches Werk besonderer Art entstanden. Es handelt von den Pflanzen, den Elementen (u. a. Wasser, Erde, Kreide), den Bäumen, den Steinen, den Fischen, den Vögeln, den Tieren, den Reptilien und im 9. Buch geht es um die Metalle, zuallererst um das Edelmetall Gold, gefolgt von Silber und Blei.

Die Goldkur und auch der Goldwein finden sich in der »Physica« im Kapitel »Über die Art der Metalle.«[5]

Bereits im Vorwort schreibt Hildegard: »Als am Anfang der Geist Gottes über die Wasser getragen wurde … und als die Geister blieben … brachte (Gott) sie aus seinem Hauch zum Fließen, und so durchgossen diese Wasser die Erde … Und als dort die feurige Kraft, die im Wasser fließt, die Erde durchdrang, da wandelte das Feuer dieses Wassers die Erde in Goldsubstanz um.«[6]

Eine entscheidend wichtige Rolle spielt dabei die Grünkraft, lateinisch *viriditas*. »Und wie der Geist des Herrn die Wasser zuerst zur Überschwemmung brachte, so belebt er den Menschen und gab den Kräutern und den Bäumen und den Steinen ihre Grünkraft.«[7]

In diesem Zusammenhang der *viriditas* sind die Metalle, auch das Gold, zu verstehen. Es ist entstanden für den Menschen, soll als Segen gebraucht werden und zeigt die Größe Gottes in der Natur.

Anhand des lateinischen Textes und dessen Übersetzung sowie dessen Interpretation soll die zentrale Bedeutung von Gold für den menschlichen Organismus verdeutlicht werden.

Incipit liber nonus.

Capitulum I.

De Auro.

[1] Aurum calidum est, et quamdam naturam velut sol, et quasi de aere est. [2] Homo autem qui virgichtiget est, aurum accipiat et illud ita coquat, quod nihil sordis in eo sit, et ut ei nichil abege, et sic in pulverem redigat, id est male, et tunc accipiat modicum farinae similae ad quantitatem medietatis palmae et eam cum aqua knede, et huic deick de pulvere illo auri ad pondus unius obuli addat, et eum in mane diei ieiunus comedat, et iterum secunda die eodem modo cum farina et cum eodem pondere auri tortellum faciat, et eum ipso die ieiunius comedat, et tortellus iste hoc modo paratus et comestus ab illo gicht per annum compescit. [3] Et aurum istud in stomacho illius per duos menses iacet, et ipsum stomachum non exacerbat, nec exulcerat, sed si frigidus est et slimechte, eum absque periculo eiusdem hominis calefacit et purgat. [4] Sed si sanus homo istud facit, ei sanitatem retinebit, et si infirmus est, sanus erit. [5] Et iterum purum aurum accipe, et illud in olla aut in testa ghiwe {gluwe? ed.}, et ita ignitum in

purum vinum pone ut ab eo incalescat, et ita calidum bibe, et hoc saepe fac, et gicht a te cessabit. [6] Sed et qui fiber in stomacho habet, ita cum ignito auro purum vinum calefaciat et sic bibat, et fiber eum derelinquet. [7] Et si alicubi in corpore tuo tumor exsurgit, aurum ad solem calefaciat et ita circa geswolst eiusdem tumoris bestriche, et tumor ille evanescet. [8] Et qui surdas aures habet cum gemalem auro et farina similae deick paret ut supra dictum est, et modicum de eo in aures suas figat, quatenus calor eius in aurem transeat, et hoc saepe faciet, et auditum recipiet.[8]

Anmerkungen zum lateinischen Text:
Es werden deutsche Ausdrücke verwendet, die im Text kursiv gedruckt sind. Die mittelhochdeutsche »Umwandlung« des Textes hat noch nicht stattgefunden, dennoch deuten die »deutschen Wörter« auf eine Zeit nach 1100 hin. So kann der Text von Hildegard stammen, die ihn ihrem Schreiber auf Latein mit deutschen »umgangssprachlichen Begriffen« diktierte, oder er erfuhr eine spätere Bearbeitung, die diesen mit volkstümlichen Sprachanteilen bestückte. Auf jeden Fall stand er in einer Tradition, die eine Zuordnung zu Hildegard von Bingen zuließ.

Es lohnt sich die deutschen Wörter in sprachliche Gruppen zu gliedern:

Krankheiten:
virgichtiget = vergichtet (unter Gicht leiden)
gicht = Gicht
slimechte = schleimig
fiber = Fieber
geswolst = Geschwülst

Herstellung:
male = mahlen

knede = kneten
deick = Teig
ghiwe (gluwe?) = Glut, Glühen
bestriche = bestreichen
gemalem = gemahlenes (Gold)
abege = verschwinden

Die deutschen Ausdrücke, die in den Text eingeflossen sind, beschreiben und befassen sich mit den Themengebieten »Krankheit« und »Herstellung« des Arzneimittels zur Bekämpfung der beschriebenen Krankheiten. Für die Empfänger, meist waren es Mönche, Ärzte und Heilende, hat die Beschreibung der Goldkur etwas Vertrautes, täglich Gebräuchliches. Darin zeigt sich, wie man mit Mitteln der Natur, mit Kräutern, Edelsteinen und überlieferten alchemistischen Substanzen dem Kranken Heilung angedeihen ließ.

Nun die inhaltliche Übersetzung und die Beschreibung der Goldkur:

> Gold hat einen warmen Charakter und ist der Sonne ähnlich und kommt von der Luft. Ein Mensch, der nun unter Gicht leidet, nehme Gold, koche dieses, trenne den Schmutz davon, ohne daß etwas vom Gold verschwinde, nehme dies Pulver, indem er es mahle. Danach nehme der Mensch eine kleine Menge Mehl (Dinkel), knete es mit Wasser zu einem Teig und gebe das Goldpulver, im Gewicht einer kleinen Münze entsprechend, dazu. Dies esse der Mensch frühmorgens nüchtern. Den Tag darauf bereite er auf gleicher Weise mit demselben Gewicht einer kleinen Münze ein Törtchen (tortellum, »Küchlein«) und verzehre dies am gleichen Tag ebenfalls nüchtern. Sodann vertreibt dies die Gicht für ein Jahr von ihm. Denn das Gold verbleibt zwei Monate im Magen, ohne diesen zu reizen oder gar ein Geschwür zu bilden. Ist der Magen kalt und schleimig,

so wärmt das Gold diesen und reinigt ihn, ohne daß der Mensch zu Schaden kommt.

Nimmt nun ein gesunder Mensch dies Gold so ein, bleibt er gesund, ist er krank, wird er gesund. Und nimm wieder reines Gold, erhitze dieses in einem Topf oder einem Gefäß, so daß das reine Gold glüht und führe es dann reinem Wein zu, daß dieser warm wird, so trink warm und oft, und die Gicht wird entweichen.

Hat der Mensch Fieber im Magen, trinke er den von Gold erwärmten Wein, und das Fieber wird entweichen.

Hat der Kranke Schwellungen an seinem Körper, streiche er das an der Sonne erwärmte Gold an jener Schwellung, und sie wird entweichen.

Und wer kranke Ohren hat, der mache einen Teig aus gemahlenem Gold und Mehl, wie beschrieben, und gebe es an die Ohren, damit es das Ohr wärmt, und dies tue er mehrfach, und das Gehör wird wiederkommen.

Hildegard schreibt, daß das Gold im Magen verbleibt. In der Tat verbleibt Goldpulver im Darm, und es ist davon auszugehen, daß die flüssige Einnahme von »Goldwein« oder einem »Goldelixier« die »Magensäfte« umspült.

Bemerkenswert ist die Formulierung von »kalt« und »warm«. Die wärmende Kraft wird noch verstärkt durch die Kraft der Sonne und das Erwärmen durch diese. Auch im Zusammenhang mit den Edelsteinen, bei deren Beschreibung die obengenannten Gegensatzpaare erwähnt werden und eine Bezugnahme auf Sonne und Mond gegeben sind, wird auf die Entstehung und die Wirkweise des Metalls bzw. des Steines hingewiesen. Darüber hinaus deutet es auch auf die Zeiten der Einnahme hin.

Aus diesen Beschreibungen ergibt sich ein einfaches **Rezept** für die Goldkur:

Man nehme 2 - 3 Eßlöffel Mehl, am besten Dinkel, und mische darunter 1,2 g bis 1,5 g Gold. Dies sollte absolut rein sein (Flußgold in Pulverform). Man knete es mit etwas Wasser zu einem Teig, welchen man teilt. Den einen Teil esse man roh vor dem Frühstück nüchtern, den zweiten Teil backe man zu einem Keks, welchen man am nächsten Tag ebenfalls nüchtern zu sich nimmt.

Was bewirken diese Goldkur und das Trinken von Goldwein?

Patienten berichten von einer heilenden Wirkung. Da das Gold im Darm verweilt und nur allmählich ausgeschieden wird, kann es einen beruhigenden Einfluß auf die Darmflora haben. Das Edelmetall Gold wird vom Körper nicht aufgenommen und verbleibt eine gewisse Zeit im Menschen, bis es allmählich »ausgeschieden« wird.

Diese Kur unterscheidet sich aber vehement von einer Goldtherapie in der Schulmedizin. Dort werden meist Goldsalze zum Einsatz gebracht, die erhebliche Nebenwirkungen haben. Davon sei dringend abgeraten.

Insbesondere bei Polyarthritis, Rheuma, Gicht, Herzbeschwerden, aber auch bei Magenschleimhautentzündungen und Allergien (Hautausschlägen) ist die Hildegard-Goldkur angebracht.

Weiterführend ist im nächsten Kapitel auf die Einnahme von Gold mit Wasser einzugehen; hier seien in aller Kürze noch einige Bemerkungen über den »Goldwein« angeführt. Dies auch deshalb, weil Hildegard in ihren Ausführungen Goldkur und Goldwein in einem Zusammenhang nennt.

Auch Pukownik behandelt in seinem Buch »Das Heilwissen der Hl. Hildegard von Bingen« zuerst die Goldkur und anschließend den Goldwein: »Der Goldwein hilft aber den Patienten nicht nur bei Rheuma, sondern auch bei allen fieberhaften Zuständen, wo der Magen eine gewisse Rolle mitspielt, wie es auch bei akuten Virus-Infektionen sehr oft der Fall ist, und bei Allergien aller Art, von denen Hildegard sagt, daß sie ›Fieber des Magens‹ sind. Er hilft selbst beim Heuschnupfen, der ja auch ›Heufieber‹ genannt wird.«[9]

Für den Goldwein gibt es zwei praktische Möglichkeiten, diesen herzustellen. Eine Analogie zur Goldsole, auf welche später ausführlich eingegangen wird, ist gegeben und beabsichtigt, da diese aufgrund der Beschäftigung mit der Medizin der Hildegard von Bingen und den beschriebenen Metallen naheliegt.

Zur Zubereitung des Goldweins: Man erhitze ein ökologisch hergestelltes Goldplättchen (1 g) in Wasser, welches man zum Kochen bringt, leere den Topf und gebe vorsichtig das Goldplättchen in ein Glas Wein.

Da diese Handhabung aber die Gefahr des Verbrennens in sich birgt, ist es sinnvoll, das Goldplättchen mit dem Wein in einem Topf zu erhitzen, so daß es die »Sonnenkraft« an diesen weitergibt. Dazu macht es Sinn, das Plättchen zuvor in die Sonne zu legen und es so schon anzuwärmen.

Auch Hildegard empfiehlt bei Schwellungen das Erwärmen des Edelmetalls und das Einstreichen mit Gold: »Wenn aber irgendwo im Körper des Menschen eine Schwellung entsteht, dann erwärme er Gold an der Sonne ..., weil die gute Kraft des Goldes, wenn sie am Feuer der Sonne erregt wird, alsbald dieses Gold, weil es vom Feuer ist, wie durch Sonnenwärme wiederbelebt und die entstehenden Schwellungen durch ihre Stärke vertreibt.«[10]

Aus »ayurvedischer« Sicht, einer traditionellen indischen Heilkunst, kann das Goldplättchen auch in Wasser gekocht und dieses dann nach dem Abkühlen (vorher selbstverständlich das Goldplättchen entfernen) getrunken werden. Dabei spielt das Trinken von Wasser (leicht erwärmt) und Kräutertees eine bedeutende Rolle. Insbesondere bei Kopfweh hat sich dies als äußerst wohltuend herausgestellt.

Auf Phiolen mit echtem Rheingold, also Gold, welches von Hand gewaschen und ohne Chemie verarbeitet ist, wird bei den Anwendungsmöglichkeiten noch näher eingegangen. Es sei aber schon vorab bemerkt, daß die ordnende Kraft des Goldes die Struktur des Wassers positiv beeinflußt. Hier ist die Wirkungsweise ähnlich wie bei den Edelsteinen.

Ebenfalls seit Jahren bekannt und mit sehr vielen positiven Erfahrungsberichten belegt ist das »Goldelixier nach Hildegard«. Es wird in spagyrischer Tradition in Österreich von Michael Nagel hergestellt.

Dabei wird Wein mit Petersilie, Balsamico und Honig gekocht und verfeinert. Diese Herstellung folgt einem Grundrezept von Hildegard von Bingen. Diesem Herzwein wird dann ein in aufwendiger Arbeit und über verschiedene Prozesse hergestelltes Elixier hinzugegeben. Diese Goldtinktur (Elixier) wird nach Rezepten des Johann Agricola aus dem 17. Jahrhundert zubereitet.

Beide, Goldkur und Goldwein, helfen dem Patienten, daß die Krankheiten – vor allem Fieber jeglicher Art – von ihm weichen und die nötige Balance, eine gottgewollte Harmonie, wieder hergestellt wird.

Gold und Wasser

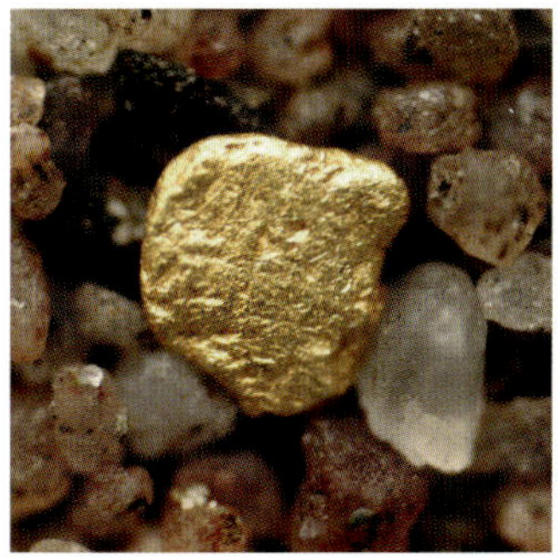

Goldflitter im Flußsand

Bei Heiltees, vitaminreichen Getränken und kraftgebenden Suppen ist bekannt, daß diese dem Körper unmittelbar wieder Energie spenden. Aufgüsse helfen äußerlich und innerlich, Getränke werden mit Mineralstoffen angereichert, und einfaches Wasser wird mit Hilfe von Edelsteinen zu Edelsteinwasser verfeinert. Mit Hilfe von Amethysten bis hin zum Diamanten nehmen Getränke die dem jeweiligen Stein innewohnende Schwingung auf und geben diese beim Genuß an den Körper weiter.

Gold kann am »einfachsten« für die Getränkezubereitung genutzt werden, wenn es mitgekocht wird. So reicht ein 1 g oder 5 g leichtes Goldstück, um es in einen Topf mit Wasser zu legen, dieses dann aufzukochen, abkühlen zu lassen und es dann zu trinken. Der kleine Goldbarren kann so fast unendlich immer wieder verwendet werden.

Doch von einem kleinen Barren aus Berggold ist abzuraten, da dieser chemisch mit Quecksilber und Zyanid gefördert wurde. Es lohnt sich, sich hier ein spezielles »Plättchen« schmieden zu lassen, daß beim Aufkochen dann auch noch einen wunderbaren »Ton«, ein »ureigenes Singen«, von sich gibt.

Neben der bereits oben beschriebenen Weise, Goldwein herzustellen, soll nun diese elegante Art der Goldeinnahme vertieft und dabei auf weitere Möglichkeiten dazu verwiesen werden.

Hildegard schreibt zum Goldwein: »Wer nun Fieber im Magen hat, der nehme Wein, erwärme ihn mit erhitztem Gold und trinke den Wein, und das Fieber weicht von ihm.«

So wäre es ideal, man nehme ein Stück Gold, einen Bunsenbrenner und erhitze das Goldstück, und »schrecke« es in gutem Wein ab. Doch diese Gerätschaften sind im allgemeinen nicht im Haushalt vorrätig. Hier ist pragmatisch darauf hinzuweisen, daß es auch hilfreich ist, einen guten Wein langsam zu erhitzen, ein Goldstück mitzukochen und den Wein nach dem Abkühlen mit Honig zu verfeinern.

Ein Verweis auf den Diamanten sei hier erlaubt. So gibt Hildegard bei Gicht und bei einem Schlaganfall den Rat, daß man den Diamanten einen Tag lang in Wasser lege und die Flüssigkeit, die über den Diamanten gegossen wird, dann trinke. Danach werde man geheilt. Es ist hier natürlich von einem Rohdiamant die Rede. So heißt es zum Diamanten weiter: »...wer an Gelbsucht leidet, der lege den Stein in Wein oder Wasser und trinke die Flüssigkeit, die darüber gegossen wurde, und Heilung wird geschehen.«[1] Es wird zu einer Verbindung von Wasser und Diamant geraten: »Hildegard empfiehlt, die Heilwirkung des Diamanten über Flüssigkeit zu vermitteln. Da Diamanten teuer und relativ klein sind, können wir heute auch auf käufliche Diamant-Essenzen zurückgreifen.«[2]

Nicht nur zur direkten Einnahme gibt es Hinweise und Rezepte, die von Hildegard überliefert sind, auch zur Pflege von Haut und Gesicht gibt es einen Text, dem in diesem Zusammenhang Aufmerksamkeit zukommen soll. Michael Gienger beschreibt in seiner »Heilsteine-Hausapotheke« das Amethyst-Wasser nach Hildegard von Bingen:

»Zur Herstellung dieses Wassers wird ein sauberes Amethyst-Drusenstück über einen Topf mit kochendem Wasser gehängt, so daß der Wasserdampf an den Amethyst-Spitzen kondensieren kann und in den Topf zurücktropft. Nach etwa einer halben Stunde stellt man die Hitze ab, so daß das Wasser langsam abkühlt. Ist Handwärme erreicht, wird das Amethyst-Drusenstück abgenommen und bis zum vollständigen Abkühlen auf Zimmertemperatur ins Wasser hineingelegt. Dieses Wasser ist sehr weich und reinigt und pflegt die Haut auf schonende Weise. Es sollte ohne Zusatz von Seife und ohne weitere Anwendung von Kosmetika oder alkoholischen Reinigungsmitteln eingesetzt werden.«[3]

Die Heilsteine geben ihre »Kraft« und »Energie« an das Wasser weiter. Man kann diese direkt in das Wasser legen, hat aber dann, wenn viel Kalk darin enthalten ist, immer das Problem der Säuberung der Steine. Will man Gold in Pulverform verwenden und gibt man es direkt ins Wasser, verteilen sich die »Flitterchen« am Boden des Topfes und überziehen sich mit der Zeit ebenfalls mit Kalkrückständen.

Es sei daher hier nun auf eine besonders einfache Art, Wasser mit »Goldinformation« zu versehen und zudem noch äußerst bekömmlich zu machen, hingewiesen: Mit Hilfe von Phiolen ist es problemlos möglich, das äußerst reine Flußgold in Pulverform einzusetzen. Gleichzeitig ist für den Schutz der Steine gesorgt. Bergkristall und andere Edelsteine ergänzen die ordnenden Eigenschaften des Flußgoldes.

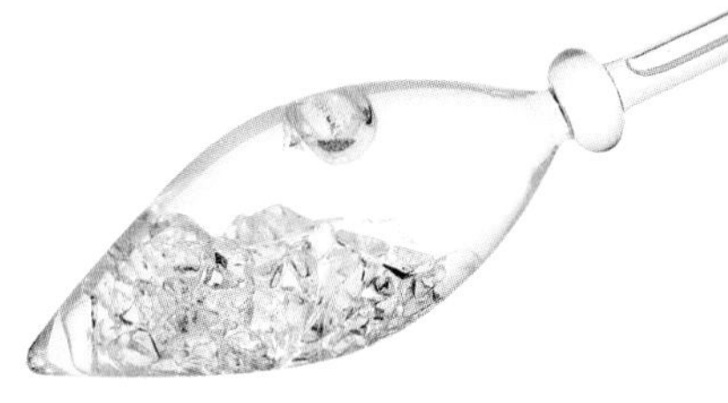

Weitergabe der Energie über Phiolen an das Wasser

Die Kraft und den Informationsgehalt von Gold zu nutzen und diese noch zu verstärken, indem man zusätzlich Heilsteine mit in das Wasser legt, ist eine altbekannte Möglichkeit, das Wasser zu »verfeinern«. Schon Dioskurides, ein griechischer Arzt im 1. Jahrhundert nach Christus, beschreibt in seiner Arzneimittellehre den Einsatz von Edelsteinen.

So beschreitet seit einigen Jahren die Firma VitaJuwel einen überaus sinnvollen Weg: »Wenn sich edle Materialien in ästhetisch elegantem Design zu einer nützlichen Funktion vereinen, dann ist meist eine geniale Erfindung geboren. So auch bei den handgefertigten Glasphiolen von VitaJuwel, die mit Edelsteinen gefüllt unser Trinkwasser verfeinern.«[4]

Mit Hilfe von Glasphiolen, die mit ausgewählten Edelsteinen gefüllt sind, kann dem heutigen industriell »verfärbten« Wasser die ursprüngliche Information der Natur wiedergegeben werden. Besonders gut nachvollziehbar ist dies auch am Beispiel von Wein, der durch die Schwingungen der Edelsteine veredelt wird.

Hierbei liegt es nahe, die Edelsteine mit dem Goldwein zu kombinieren. Als Beispiel sei dazu angeregt, den Goldwein nach dem am Ende dieses Buches beschriebenen Rezept zu »kochen«, abkühlen zu lassen und mit den Schwingungen eines Amethysten (Glasphiole) oder Granates zu ergänzen.

Gold und Granat (Pyrop) zu kombinieren, ist mit der Glasphiole ganz einfach und gibt dem Anwender die Möglichkeit, die ordnende Wirkung des Goldes und die energiespendende Wirkung des Granats dem Wasser als Information zukommen zu lassen.

Über die Verwendung und Kombination von Edelsteinen mit Gold wird noch ausführlicher zur sprechen sein. Einige Hinweise im obengenannten Zusammenhang mit Wasser zeigen die Bedeutung der Heilsteine. Hildegard schreibt darüber in der *Physica*. Bei den Edelsteinen bezeichnet sie den Karfunkel (bei manche Übersetzern Rubin oder Spinell) als einen Stein, der bei Mondfinsternis wächst und dennoch warm ist. Es ist ein besonderer Stein, und wahrscheinlich handelt es sich hier um Granat (Pyrop). Denn im Gegensatz zum Rubin, der wenig Einfluß auf die Körpersäfte hat, ist die Wirkung des Granats deutlich erkennbar: »Als mineralstoffreiches Insel-Silikat regt er gerade die Körperflüssigkeiten und das Immunsystem an. Er verbessert die Blutqualität, die Widerstandskraft und die Regenerationsfähigkeit des Körpers. Moderne Erkenntnisse der Steinheilkunde weisen speziell ihn als den Heilstein aus, der ›die Zusammensetzung unserer Körperflüssigkeiten harmonisiert‹.«[5]

Gold hat dem Wasser den dauernden, ordnenden und kontinuierlichen Aspekt zu geben, der Granat dagegen ist solange anzuwenden, bis die Sorgen vorbei sind, als ein Aktivator, der die »Dinge zum Laufen« bringt und vorantreibt. Beide ergänzen sich, denn der Körper fordert das, was er für seine aktive Spannung benötigt, und holt sich jenes, was er zur Balanceerhaltung braucht.

In der gezeigten Vergrößerung sieht man, wie das ökologisch und nachhaltig geförderte Rheingold in der Glaskugel eingebettet ist.

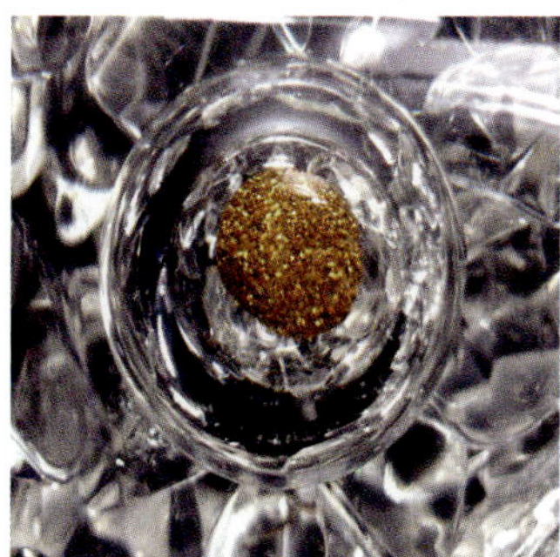

Goldkugel in Glas (Flußgold)

Partygetränke wie »Danziger Goldwasser« (ein alkoholisches Getränk mit industriellem Blattgold) und Sekt mit Blattgold haben keine medizinische Wirkung. Zum einen, weil es »schwarze Schafe« bei der Herstellung und Verwendung von »schwebendem« Gold geben kann, zum anderen ist vor einem übermäßigen Genuß von Alkohol zu warnen.

Damit sei auch darauf hingewiesen, daß zum Beispiel der Goldwein nach dem Hildegard- Rezept eben auch wie ein Heilmittel eingenommen werden sollte. Dies bedeutet, daß über Tage und Wochen hinweg 1 - 2 Eßlöffel, meist vor dem Frühstück, für eine Kur vollkommen ausreichend sind.

Blattgold wird darüber hinaus über den Urin einfach ausgespült. Es hat damit kaum die Verweildauer wie beim »gegessenen« Gold und auch nicht die feinstofflichen Qualitäten wie in der Homöopathie, in der Alchemie oder bei der Informationsübertragung »ins« Wasser. Blattgold ist ein »Zwischending«, schön anzusehen, schnell getrunken und alsbald ausgespült. Der Harmonisierung der Körpersäfte scheint es nicht unbedingt dienlich zu sein.

Hier sei auf die Sage zur Entstehung des »Danziger Heilwassers« hingewiesen. Der Kern der Sage zeigt nämlich sehr deutlich die Vorstellung, daß Gold »an sich« Krankheiten fliehen läßt, wie es mit Hilfe der Volksmedizin in der Tat seit Jahrhunderten praktiziert wurde:

»Einst soll ein unermeßlich reiches Schiff in den Danziger Hafen eingelaufen sein. Die Kaufleute feierten seine Ankunft im Artushof überschwenglich. Aus dem Neptunbrunnen sei Wein geflossen, an dem auch die Armen beteiligt worden sein sollen. Ein übermütiger Kaufmann warf Goldmünzen in den Brunnen und forderte die Armen auf, sie herauszufischen. Sie sollten sie behalten dürfen, sofern ihre Hände dabei nicht naß würden. Ansonsten würden sie ihren Kopf verlieren.

Der Wirt des Gasthauses »Lachs« empörte sich über diesen Frevel. Dennoch flogen immer mehr Goldstücke in den Brunnen. Da stieg Neptun empört von seiner Säule und zerstörte mit seinem Dreizack alle Goldstücke. Den Wein füllte er zusammen mit den vielen Goldsplittern in ein Faß und rollte dieses in den Keller des Gasthauses »Lachs«.

Später kam großes Unglück über Danzig, eine schlimme Krankheit plagte die Stadt. Da erinnerte sich der Wirt vom

»Lachs« an das große Faß im hintersten Keller und gibt zuerst einem kranken Ratsherrn von dem Wein. Der wird bald wieder gesund. Darauf wird der Wein an die vielen anderen Kranken verteilt, die alle gesund werden. Die Krankheit verschwindet. Das Danziger Goldwasser hat sie geheilt.«[6]

Das Angebot von Blattgold für die Lebensmittelindustrie wird immer vielfältiger. Dabei sind Kuriositäten bekannt geworden, bei welchen äußerst ungesundes Blattgold zur Verwendung kam. So wurden zum Beispiel Würstchen mit toxischem Blattgold verziert, wobei es sich nachweislich nicht um 22-karätiges Blattgold gehandelt hat. Gerade hier ist äußerste Vorsicht geboten.

Gold als Injektion, Erfahrungen

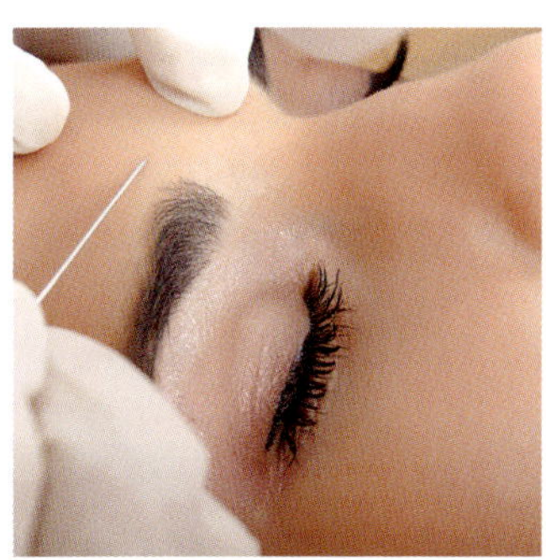

Injektionen mit Goldsalzen sind lange Zeit in der Rheumabehandlung eingesetzt worden. Durch die Anreicherung im Körper kam es zu Nebenwirkungen, die in keiner Weise wünschenswert sind. So wurde die überlieferte Kenntnis der »alten Medizin« von Gold als Heilmittel in der Schulmedizin in Form von Goldsalzen, welche dem Organismus zugeführt wurden, angewandt. Dabei war nicht klar, wie und warum Goldsalze helfen konnten.

»Wie aber wirkt das Gold als Antirheumatikum? Die Funktionsweise konnte bis heute nur teilweise entschlüsselt werden. Die direkt in den Muskel gespritzte Goldlösung (Goldsalze M. V.) hemmt den Aufbau von Botenstoffen, die eine Entzündung auslösen. Es beeinflußt das Immunsystem nicht. Fest steht: In vielen Fällen werden die Schmerzen gelindert, neue Schübe verhindert und die Beweglichkeit des

Gelenks wieder hergestellt. Die Wirkung stellt sich erst nach drei bis sechs Monaten ein, während moderne Mittel bereits nach einem Monat Linderung bringen.«[1]

Kein Medikament ist ohne Nebenwirkungen.

So berichtete ein Patient, der unter Streß, Überlastung und Polyarthritis litt:

»Die üblichen Schmerzmittel (Diclofenac, Goldspritzen, Cortison und MTX) konnte ich wegen der Nebenwirkungen nicht vertragen.«[2]

Es gibt ausführliche Berichte darüber, wie wichtig Kontrolluntersuchungen sind, da mit Veränderungen oder gar Schäden bei Einnahme von Goldsalzen gerechnet werden muß:

»Bei den Injektionen kann es zu allergischen Reaktionen kommen, Hautjucken und -reizungen, Entzündungen der Mundschleimhaut. Bedenklicher erscheinen die – selten auftretenden – Veränderungen der Leber- und Nierenwerte bzw. des Blutbildes. Deshalb sind regelmäßige Kontrolluntersuchungen notwendig. Werden die Veränderungen rechtzeitig erkannt, bleiben keine Schäden zurück.«[3]

Auf die Einnahme dieser Art von »Gold-Therapie« reagiert die Haut allergisch. So kann es zu einem »Goldcrash«-Ausschlag kommen, und selbst das Blutbild wird stärker beeinträchtigt, als die Medizin dies wünscht. Entsprechend wird nach Alternativen gesucht:

»Die perorale Therapie ist etwas nebenwirkungsärmer als die intramuskuläre Therapie, aber auch weniger effektiv. Häufige Nebenwirkung ist die Veränderung des Blutbilds, weswegen engmaschige, zumindest wöchentliche Laborkontrollen erforderlich sind. Veränderungen der Nierenfunktion mit Hämaturie oder Albuminurie sind ebenfalls relativ häufig, während das Vollbild eines nephrotischen Syndroms oder der Glomerulonephritis seltener ist. Weitere relativ häufige Nebenwirkungen sind gastrointestinale Störungen mit Stomatitis oder Durchfällen; an der Haut kann es zu einem so genannten ›Goldcrash‹, einem Ausschlag, kommen.

Auch andere allergische Reaktionen bis hin zum anaphylaktischen Schock sind möglich.«[4]

Anders als andere Kommentatoren sieht die Apotheke im Hockenheimcenter auf ihrer Internetseite den Einfluß von Gold auf das Immunsystem zur Behandlung rheumatischer Erkrankungen als gegeben an:

»Goldverbindungen gehören zu den Basistherapeutika gegen die rheumatoide Arthritis. Gold kann als Injektion in den Gesäßmuskel oder in Tablettenform verabreicht werden. ...Wirkungsweise: Goldverbindungen wirken auf das Immunsystem. Hier verhindern sie z.B. die Ausschüttung von Botenstoffen aus Entzündungszellen. Der genaue Wirkmechanismus ist nicht bekannt.[5]

Dies würde bedeuten, daß Gold stärker im Zusammenhang mit dem Immunsystem steht, als bislang von der Schulmedizin angenommen wurde. Somit bestärkt sich die Annahme der Wirkungen von Gold auf den Organismus auch aus schulmedizinischer Sicht, und es liegt im Ermessen des Patienten und des behandelnden Arztes, ob eine Behandlung bei Rheuma mit Hilfe von Injektionen gemacht werden soll.

Entsprechend tritt weiter die Frage auf, wie die Fähigkeiten von Gold in unbedenklicheren, alternativen Einnahmemöglichkeiten genutzt werden können und was dabei zu beachten ist. Sinnvoll erscheint ergänzend hierzu daher eine Betrachtung der homöopathischen Variante der »Einspritzung« zu sein. So verwendet Weleda beispielsweise Aurum chloratum, das bei denselben Indikationen wie Aurum metallicum einsetzbar ist. Es besitzt, weil es zuvor verdampft und gereinigt wurde, einen sehr hohen Goldgehalt und ist als Injektionsflüssigkeit in unterschiedlichen Potenzen erhältlich.

Grundsätzlich weiß die Schulmedizin also von der heilenden Wirkung des Goldes, nimmt aber zu Recht Abstand von Gold-Injektionen. Die Hildegard von Bingen-Goldkur dagegen wird dort angewendet, wo Ärzte und Patienten offen sind für eine »Kur«, die eine lange Überlieferung nachweisen kann und deren Wirkung oft eine überraschende Heilung mit sich bringt.

Kolloidales Gold

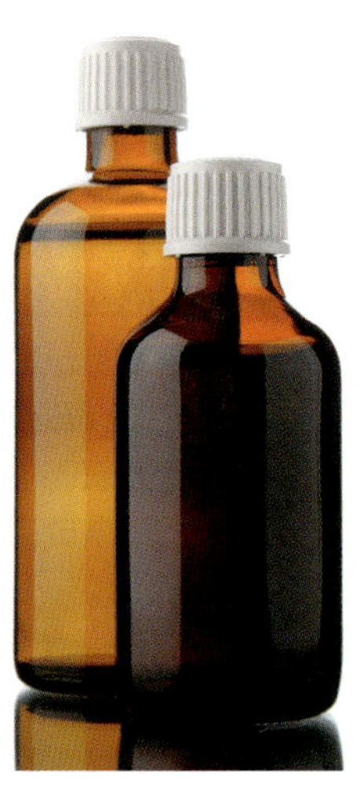

Zunächst zur Definition: »Kolloidpartikel sind die kleinsten Teilchen, in die Materie zerlegt werden kann, ohne die individuellen Eigenschaften zu verlieren.«[1]

Durch Elektrolyse kann Gold in destilliertes Wasser gelöst, besser gesagt »suspendiert« werden. Durch die elektrische Aufladung stoßen sich die kolloidalen Goldpartikel gegenseitig ab und sinken deshalb nicht zu Boden, sondern schweben.

Solche »Kolloide spielen in der Natur eine sehr große Rolle. Alle Lebensvorgänge in den Zellen, den Bausteinen der Lebewesen, beruhen auf kolloidalen Zustandsformen. Weitere Beispiele für Kolloide sind zum Beispiel frisch gepreßter Orangensaft, Waschmittel, die Beschichtung von Filmen aber auch Rauch und Nebel.«[2]

Gold-Kolloide haben Auswirkungen auf das gesamte Drüsensystem. Als Regulator im gesamten Körper besitzt Gold auch die Eigenschaft, als Leiter für Energieströme zu fungieren. Die Absorption von Nährstoffen wird begünstigt, der Stoffwechsel verbessert. Auch Blockaden bei sexuellen Funktionsstörungen können aufgehoben werden. Eine Harmonisierung der inneren Abläufe, eine Besserung bei Drüsenproblemen, aber auch eine Stärkung bei Nervenproblemen wird der Einnahme von kolloidalem Gold zugeschrieben.

In wissenschaftlichen Studien wurde in den 90er Jahren des zwanzigsten Jahrhunderts festgestellt, daß kolloidales Gold bei rheumatischer Arthritis wirksam eingesetzt werden kann. Dabei ist besonders hervorzuheben, daß im Gegensatz zu Goldverbindungen (Salzen) die metallischen, kolloidalen Goldpartikel keinerlei Nebenwirkungen haben.

Asthmakranke setzen kolloidales Gold erfolgreich ein und können den Kortisongebrauch damit stark verringern. Ebenso ist bei einer Hyperaktivität der Bronchien eine Unterstützung mit Goldkolloiden möglich.

Was bewirkt nun Gold als Kolloid eingenommen im Körper?

»Durch ihre elektrischen und magnetischen Einflüsse werden zum Beispiel verbrauchte und abgestorbene Zellen aufgrund elektromagnetischer Kräfte von den Kolloiden angezogen. Dadurch werden die Substanzen ins Blut getragen, um so ausgeschieden werden zu können. Der Kolloidalzustand eines lebenden Organismus kann demnach auch etwas über seinen Gesundheitszustand aussagen. Unser Gesundheitszustand hängt davon ab, wie gut die Informationen im Körper fließen. Elementares kolloidales Goldwasser kann durch seine natürliche Eigenschaft mögliche Blockaden lösen und die Heilungsprozesse fördern, Energien ins Gleichgewicht bringen und bei gezielter Zuführung die Lebzeiten um ein vielfaches verlängern und das Gewebe sichtbar verjüngen.«[3]

Worauf unbedingt geachtet werden muß, genau wie bei kolloidalem Silber, ist, daß beim Kauf von Goldkolloid dieses von guter Qualität ist:

»Kolloidales Silber sollte möglichst frisch hergestellt sein; achten sie daher beim Kauf mehr auf das Herstellungs- als auf das Haltbarkeitsdatum.«[4]

Und natürlich ist die Herkunft des Goldes, welches zur Herstellung des Kolloids verwendet wurde, anzugeben. Daher sollte beim Kauf des Goldes unbedingt nachgefragt werden, wie viel Karat das Gold hat und woher es stammt. Eine hohe Feinheit des Goldes hat zur Folge, daß die restlichen Zusätze nur in kleinen Mengen vorhanden sind und somit die Einnahme unbedenklich bleibt.

Gold in der Homöopathie

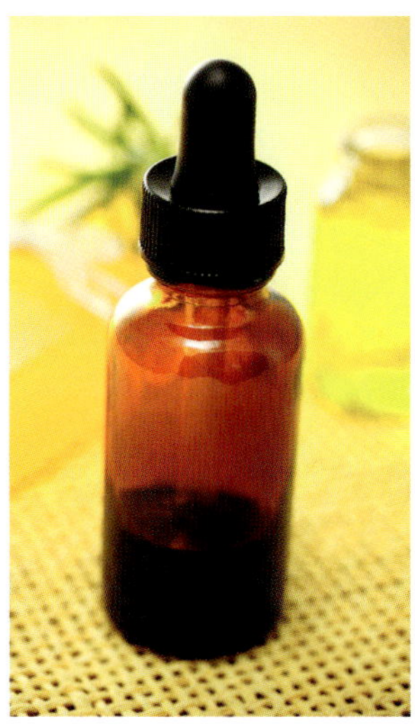

Die Homöopathie wurde von Dr. Christian Friedrich Samuel Hahnemann (1755 - 1843) mit seinem berühmten Spruch »Similia similibus curentur« – »Ähnliches möge durch Ähnliches geheilt werden« bekannt. Dieser Grundsatz aus dem Jahre 1796 besagt, daß eine Krankheit durch die Arznei geheilt werden kann, die beim Gesunden ähnliche Symptome hervorruft.

Die Gegner der Homöopathie erklären die Wirkungen mit dem »Placebo«-Effekt und bezeichnen sie als Irrlehre. Für die Schulmedizin fehlt bei der Homöopathie der Nachweis des heilenden Wirkstoffes, daher ist für sie das Heilmittel nach wissenschaftlichen Maßstäben nicht erforschbar.

In der Homöopathie werden die Arzneien mit Hilfe eines Verfahrens »der Verdünnung« hergestellt. Diese so genannte »Potenzierung« wird mit einem großen D bezeichnet. So bedeutet als Beispiel die Bezeichnung D6 die sechsdezimale Verdünnung, also ein Verhältnis zum ursprünglichen Stoff von 1 : 1.000.000.

Mit Hilfe der heutigen Meßtechnik ist es allerdings gelungen, bei den »Tiefpotenzen« bis zu D12 eine gut meßbare Anzahl von Molekülen nachzuweisen. Hierbei kann nicht ausgeschlossen werden, daß auch »Chemie« im Sinne von Substanzeinwirkung zur Gesundung beiträgt.

D6 wird bei Metallen gerne verwendet. »Dies erklärt sich daraus, daß viele Metallsalze bzw. Mineralstoffe in sechsdezimaler Verdünnung im Körper anzutreffen sind. Wenn wir also ein Metall in sechsdezimaler Verdünnung zu uns nehmen, kann es sofort ohne Umsetzung vom Körper aufgenommen werden – die Wirkung erfolgt gewissermaßen ›auf der gleichen Wellenlänge‹.«[1]

Es verwundert nicht, daß Aurum in der Homöopathie eine entscheidende Rolle spielt. So kommt z. B. Aurum metallicum D6 bei Beschwerden des Herzens und der Gefäße zum Einsatz, ebenso bei Bindegewebeproblemen. Weitere Hauptindikationen sind neben den körperlichen auch die psychischen Erkrankungen. Dabei gibt es Aurum in den Kombinationen Aurum metallicum, Aurum colloidale (s. o.) und Aurum jodatum. Bei gynäkologischen Indikationen wird hauptsächlich Aurum chloratum natronatum verwendet.

Die Präparate nimmt man in den üblichen Lactose-»Kügelchen« zu sich. Die Potenz liegt dabei ab D3. Das Goldchlorid (Aurum chloratum natronatum) ist verschreibungspflichtig.

Aurum metallicum kann auch als Goldpulver verwendet werden. Dieses wird gewonnen aus einem Teil Aurum Chloratum, gelöst zu 10 Teilen in gereinigtem Wasser und aus 75 Teilen einer Lösung Eisen(II)-sulfat-Heptahydrat. Getrocknet glänzt es nun bräunlich matt, versehen mit einer schimmernden Schicht. Indikationen sind Herzbeschwerden, Rheuma und Fehlgeburtsneigungen. Auch bei Bluthochdruck findet es Anwendung.

Damit Gold trinkbar und verdaulich wird, muß Goldpulver in Königswasser gelöst und dann von seiner Giftigkeit befreit werden. Dieses Aurum Chloratum ist rötlich-gelb und läßt sich in Wasser gut lösen. Die Firma Soluna stellt es in der Tradition des Alchemisten Alexander von Bernus (1880 - 1965) her.

Als drittes Beispiel sei Aurum metallicum praeparatum genannt, welches als Metalldestillat in Salben verwendet wird.

Neben den bekannten Hauptindikationen Herzbeschwerden, Rheumaerkrankungen und Kreislauffehlfunktionen können mit Gold auch spezifische Leiden, etwa gynäkologische Geschwülste, kuriert werden.

So schreibt Huibers in seinem Buch »Gesund sein mit Metallen« über den Einsatz von Gold: »In der Homöopathie wird Gold auch als Remedium bei Gebärmutterleiden, vornehmlich bei Geschwülsten und Verhärtungen verwendet. Ferner verabreicht man es bei der Verstopfung der Nase, sofern es sich dabei um eine Verklebung der Nase handelt.«[2]

Darüber hinaus wird im Standardwerk der homöopathischen Arzneimittellehre von Julius Mezger der Einsatz von Gold für folgende Bereiche gerne empfohlen: bei der Beeinträchtigung des zentralen Nervensystems und des damit verbundenen Gemütsleben, beim Gefäßsystem z. B. bei der Hypertonie, bei den Sinnesorganen, hier vor allem bei »Affektionen des inneren Auges«, bei den Ohren und beim Ohrensausen, an der Nase und deren Schwellungen, bei den Schleimhäuten, den Knochen, den Drüsenorganen und Geschlechtsorganen, für die Haut und das lymphatische System und bei Arthrosen.[3]

Die positiven Auswirkungen auf die Psyche werden von Patienten, die Gold eingenommen haben und unter Schwermütigkeit, Depressionen und Schuldgefühlen litten, als hilfreich für ihre Gesundung beurteilt. Anerkannt und vielfach bestätigt wird der erfolgreiche Einsatz von Gold bei Herzarrhythmien, Migräne und Rheuma.

Anthroposophische Verwendung

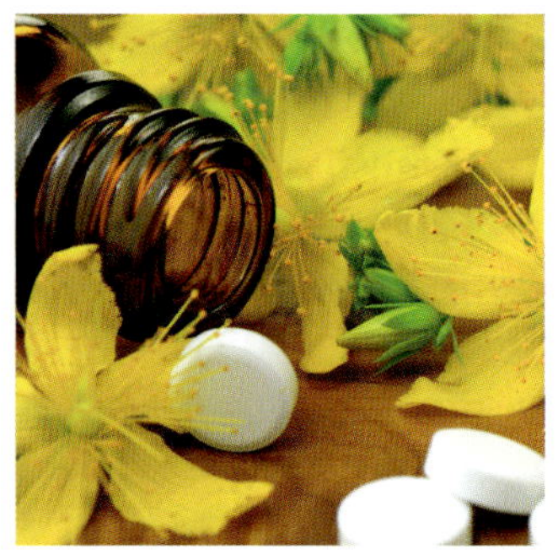

In einer Pressemitteilung vom 03.11.2006 schreibt die bekannte Firma Weleda aus Schwäbisch Gmünd:

»Gold hilft dem Herzen bei Streß. Denn so wie das gesunde Herz rhythmisch für den Ausgleich zwischen Konzentration und Ausdehnung des Blutes sorgt, vermittelt Gold zwischen diesen Polaritäten. Und kann bei streßbedingten Herzbeschwerden helfen, den gesunden Rhythmus des Herzens wieder herzustellen. Aurum/Lavandula comp ist eine natürliche Salbenkomposition, die äußerlich in der Herzgegend sanft in die Haut eingerieben wird. Sie lindert Beschwerden, die durch streßbedingte vegetative Herz-Kreislauf-Störungen hervorgerufen worden sind.«[1]

Auf Nachfrage zur Art des verwendeten Goldes erklärte Weleda in einer E-mail-Korrespondenz im Frühjahr 2009, daß ökologisch sauberes Gold, welches von einem Mineraliensammler in mühsamer Handarbeit gewonnen wird, zur Herstellung gelangt. Rudolf Steiner (1861 - 1925), Begründer der Waldorfpädagogik und der Anthroposophie, betont, »daß Gold das einzige Metall ist, das nicht nur auf den Ätherleib, sondern auch auf den physischen Leib wirkt.«[2]

Bei nervöser Erschöpfung und bei Stoffwechselschwäche wird Patienten das anthroposophische Arzneimittel Neurodoron® empfohlen. Es enthält die Wirkstoffe: Aurum metallicum praeparatum D10, Kalium phosphoricum D6 und Ferrum Quarz D2. Es soll angewendet werden bei Nervosität, niedrigem Blutdruck und Kopfschmerzen. Es trägt zur Harmonisierung und Stabilisierung des Wesensgliedergefüges bei. Gold ist hier ein Bestandteil, welcher dem Menschen hilft, seine Balance wiederzufinden.

Eine Studie aus den Jahren 2008 und 2009, bei der 43 Ärzte 300 Patienten mit Erschöpfungssymptomen untersuchten, fiel wie folgt aus: »Eine Wirksamkeit von Neurodoron® konnten 266 der 300 Patienten (88,7%) feststellen und zeitlich bestimmen. 32 Patienten (10,7%) gaben an, keine ausreichende Wirksamkeit verspürt zu haben; bei 2 Patienten fehlten diesbezügliche Angaben. Im Durchschnitt dauerte es 12 ± 6,9 Tage (Median: 14 Tage), bis die Patienten eine erste Wirkung feststellten. Die zusammenfassende Wirksamkeitsbeurteilung der Neurodoron®-Therapie fiel in 84,3% aller Fälle (Ärztebeurteilung) beziehungsweise 78,7% (Patientenbeurteilung) »sehr gut« oder »gut« aus.«[3]

Gold kann auch, und hier sei auf die Bibel verwiesen, mit Weihrauch und Myrrhe in Verbindung gebracht werden. Olibanum comp. von Weleda hat die Wirkstoffe Aurum metallicum präparatum D30, Weihrauch (Olibanum D12) und Myrrha D6 und wird tropfenweise mit Wasser eingenommen. Auch dieses Mittel gibt dem Menschen seine Stabilität und sein Gleichgewicht wieder. Der Bezug zu den Weisen im Morgenland und ihren königlichen Gaben soll dazu beitragen, dieses Mittel bewußt zur Stärkung der empfindsamen Seele einzunehmen.

Hildegard von Bingen schrieb von der Myrrhe: »Die Myrrhe ist warm und trocken. ... Und wer daher Myrrhe bei sich hat, trage gleichzeitig gebranntes Gold auf sich, weil dieses den Sinn des Menschen froh macht.«[4] Durch das Gold wird verhindert, daß die Myrrhe den Menschen bedrückt und beschwert.

Alchemie, Paracelsus und Spagyrik

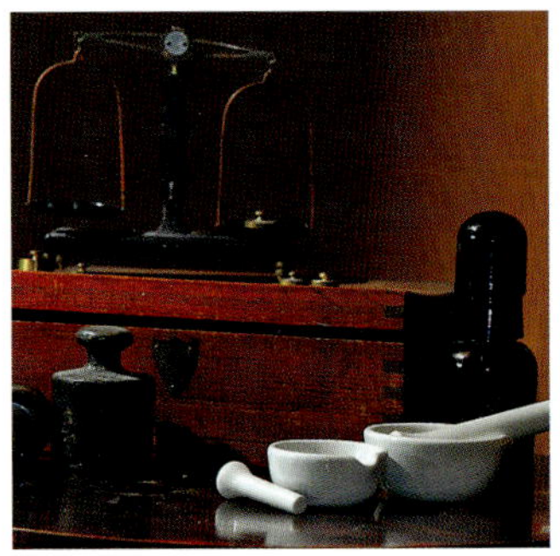

Die Alchemie hatte ihren Ursprung vor etwa 5000 Jahren in Ägypten, in einem Land, das noch heute für seine Goldschätze bekannt ist. Das Wort Alchemie setzt sich zusammen aus dem Artikel »al« im Arabischen und »chem«, dem Begriff, der in Ägypten schwarze Erde bedeutet. Es kann sowohl »Kunst Ägyptens« bedeuten als auch die »Schwarze Kunst«, eine Kunst voller Geheimnisse. Ein Ziel ist dabei, mit Hilfe des »Steins der Weisen« aus unedlem Metall Gold zu gewinnen. Hierbei wird eine Tinktur verwendet, die ähnlich einem Katalysator bei der Transformation vom Unedlen zum Edlen hilft.[1]

Der Stellung der Himmelskörper kam dabei eine wichtige Rolle zu. Diese halfen den Menschen, ihr Leben einzuordnen, und sie setzten die Metalle in Bezug zu den Erscheinungen am Himmel. So stand das Gold für die Sonne, das Silber wurde dem Mond gleichgesetzt und Eisen dem Mars. Kupfer wurde der Venus zugeordnet und Quecksilber dem Merkur.

Gerade Quecksilber in Verbindung mit Schwefel war der »Grundstoff«, woraus alle Metalle hergestellt werden konnten. Im »großen Werk«, dem Opus Magnum, wollten die frühen Alchemisten entweder Gold schaffen oder den »Stein der Weisen« finden.

Da Gold in allen Mythologien als Sinnbild für die Unvergänglichkeit gilt, kommt noch eine weitere Bedeutung ins Spiel. Es ist der Versuch, ein Elixier zu finden, das ewige Jugend verspricht. So »handelt (es) sich also bei der Alchemie um den Versuch des Menschen, diesseits der Zeit aus der Zeit, diesseits des Todes aus der Vergänglichkeit auszubrechen«.[2]

In Indien gab es vor über 1000 Jahren ein Elixier (aus dem Arabischen, mit der Bedeutung »Streupulver zur Wundheilung«), das Krankheiten vertreiben und dem Menschen Besserung bei körperlichen Gebrechen geben sollte. Dabei wurden Goldblätter sieben Mal zum Glühen gebracht und in Wein getaucht. So verordneten arabische wie persische Ärzte bei Herzbeschwerden Gold, und in China wurde es zur Lebensverlängerung eingesetzt.[3]

Heutzutage wird diese alte Tradition wieder aufgenommen. Es werden Elixiere hergestellt, die von Naturheilkundigen verabreicht werden.

In seinem Buch »Die alchemistische Energie der Metalle« beschreibt Michael Nagel, praktizierender Heilpraktiker, die Herstellung einer Goldtinktur: »Bei der Herstellung der Goldtinktur wird reines Gold über mehrere Stufen aufgelöst und so umgewandelt, daß es schließlich eine organische Verbindung eingeht. Giftige Metallsalze werden dabei abgetrennt – alchemistisch gesprochen der Metallkörper – und die reine Seele des Metalls gewonnen.«[4]

Gold gilt als König der Metalle, es steht in der Mitte des Mineralreiches und verbindet in absoluter Harmonie die Grundprinzipien der Alchemie.

Paracelsus (1493 - 1541) beschreibt das Gold zunächst in seiner Unvergleichbarkeit: »Unter allen Elixieren ist Gold das höchste und wichtigste für uns ... Das Gold kann den Körper unzerbrechlich erhalten ... Trinkbares Gold heilt ... alle Krankheiten, es erneuert und stellt wieder her.«[5] Dabei sieht er »[...] im Gold die reinste Metallität in ihren vollkommensten Eigenschaften. Die drei Grundprozesse der Alchemie, Sal, Merkur und Sulfur, sind in diesem edlen Metall am reinsten verwirklicht.«[6] So hat Gold eine »Salznatur«, denn seine Dichte und seine Schwere weisen darauf hin; es besitzt eine Merkurnatur aufgrund seiner Geschmeidigkeit, und die Lichtnatur, auch Seelennatur genannt, finden wir im Glanz des Goldes wieder.

Auch auf die positiven Auswirkungen für Herz- und Kreislauffunktionen geht Paracelsus ein: »Wir können verstehen, daß die Quintia Essentia Auri wegen ihrer spezifischen Wirkung und wegen der Kraft, die sie dem Herzen verleiht, imstande ist, gegen alle Gestirne (Metall-Kraftsysteme) zu wirken.«[7] Mit seinen Elixieren kann der Mensch sich dieses Gold einverleiben.

Bei der Herstellung von Arzneimittel führte Paracelsus den heute noch bekannten Begriff »Spagyrik« ein. Dieser leitet sich ab von den griechischen Begriffen »spao« für trennen und »ageiro« für vereinigen. Es zeigt sich dabei, daß bei dem chemischen Verfahren der Spagyrik zuerst die Materie in ihre Bestandteile aufgespalten wird. Dies kann beispielsweise durch Destillation geschehen. Darüber hinaus wird das »Wesentliche« geschieden von der stofflichen Erscheinung. Erst in der Quintessenz, einer neuen Qualität durch die Zusammenführung verschiedener Zwischenstufen, erhält der Spagyriker die mit Heilkraft ausgestattete Medizin.

Des weiteren wird *aurum potabile*, dem Trinkgold der Alchemisten, eine entschlackende und entgiftende Wirkung zugeschrieben: »Messungen am Life-Testinstitut ergaben, daß insbesondere Nieren- und Blasen-Meridian angeregt werden, was nach der Traditionellen Chinesischen Medizin einer Erhöhung der Lebensenergie selbst gleichgesetzt wird. Das heißt, die Lebenskraft und Vitalität des Menschen wird meßbar gestärkt. Außerdem wirkt die Gold-Essenz entgiftend und entschlackend und bringt auf diese Weise die ›inneren Säfte‹ wieder ins Gleichgewicht. Es leitet Schwermetalle wie Quecksilber aus Amalgam-Zahnfüllungen, Umweltgifte, Medikamentenreste und eingelagerte Stoffwechselschlacken aus. Über derartige Entgiftungs- und Ausleitungstherapien können nach den Erfahrungen der Naturheilkunde die unterschiedlichsten Leiden, insbesondere die sogenannten modernen Zivilisationskrankheiten positiv beeinflußt werden.«[8] Besonders bemerkenswert und für den modernen Menschen hilfreich ist die Wiederherstellung des Gleichgewichtes der »inneren Säfte«, eine Balance, die Hildegard von Bingen, Jahrhunderte vor unserer Zeit, immer wieder betonte.

Nanogold

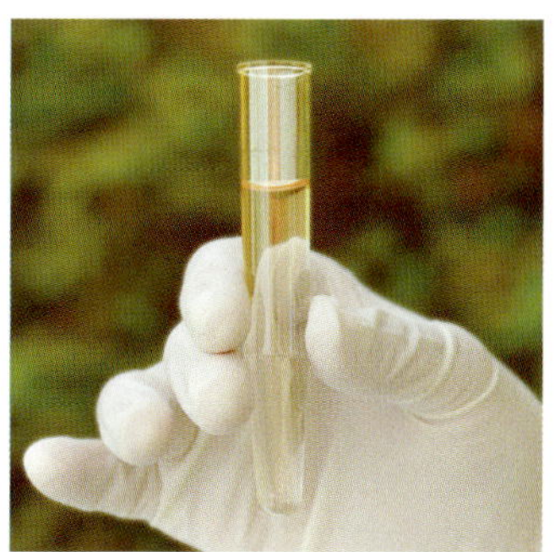

Auch im Bereich der »Nano«-Technik ereignen sich »sonderbare« Dinge, die derzeit intensiv erforscht werden. Die wichtigste Erkenntnis ist eine einfache: Gold verhält sich im Mikrokosmos anders als im Nanokosmos. So ist Gold im »kleinen Bereich«, bei Platinen für Computer, bei Schmuck und Blattgold in Verwendung. Dabei spielt sich alles noch im sichtbaren, aber sehr winzigen Bereich ab. Durch die hervorragenden Eigenschaften von Gold, seine Leitfähigkeit und seine Bearbeitungsmöglichkeiten, kommt es hier zum Einsatz, da es weder rostet noch verwittert und insgesamt sehr beständig ist.

Doch es geht noch »kleiner«. So setzt die moderne Medizin auf weitere Fortschritte in der Bekämpfung von Krebs mit Hilfe von Goldpartikeln. Unter Einsatz von Infrarotlicht und kleinsten Goldpartikeln in der Nanomedizin wird versucht, Tumorzellen gezielt zu zerstören:

»Wissenschaftler der Rice University in Houston haben im Kampf gegen inoperable Tumoren ein besonderes trojanisches Pferd entwickelt: winzige Partikel aus Siliziumdioxid, überzogen mit Gold. Die nur 110 Nanometer kleinen Körnchen haben eine vielversprechende Eigenschaft. Sie absorbieren elektromagnetische Wellen im Nahinfrarot-Bereich und heizen sich dadurch auf. [...]. Die Wellenlänge von Nahinfrarotlicht liegt knapp außerhalb des sichtbaren Spektrums, und die Strahlen durchdringen lebende Zellen, ohne diese zu schädigen.

Die Wirksamkeit ihrer Methode testeten Jennifer West und ihre Kollegen an in Kultur gezüchteten Brustkrebszellen. Sie versetzten die Zellen zuerst mit den Siliziumkörnchen und bestrahlten sie anschließend mit Nahinfrarotlicht (820 Nanometer, 35 Watt pro Quadratzentimeter). Die so erwärmten Krebszellen starben, während Kontrollzellen ohne Nanopartikel die Behandlung unbeschadet überstanden.«[1]

Auch im Tierversuch wurde das Verfahren erfolgreich unter Einbeziehung von Kontrollgruppen angewandt. Vielversprechend konnten die Tumorzellen zerstört und weitere klinische Studien auf den Weg gebracht werden. Dabei spielt die Entwicklung von speziellen Transportproteinen, mit denen die Nanopartikel ihr Ziel in den Tumorzellen erreichen, eine wichtige Rolle.

So kann man davon sprechen, daß es mit der Hilfe dieser Gold-Nano-Partikel in Zukunft möglich werden kann, Krebszellen den Wärmetod sterben zu lassen.

Auch bei Versuchen, resistenten Bakterien zu Leibe zu rücken, wirken Nano-Gold-Partikel Wunder: »Warum [...] Medikamente eine ungleich stärkere Wirkung auf Bakterien ausüben, wenn sie mit einer kleinen Menge winziger Goldteilchen (so genanntes Nanogold) angereichert werden, ist noch nicht klar. Mikrobiologen der University of London, die eine Therapie mit lichtempfindlichen Antibiotika entwickelten, stellten fest, daß diese Wirkstoffe zunächst keine, nach der Bestrahlung mit Licht aber eine starke Wirkung entfalteten und keine Resistenzen zuließen. Kam nun das Nanogold ins Spiel, reagierten die Bakteriengifte noch schneller und stärker. Wahrscheinlich ermöglichen die nur wenige Millionstel Millimeter starken Goldteilchen dem Antibiotikum, das Licht besser für seine bakterientötende Wirkung nutzen zu können.«[2]

Die Forschungen gehen hier weiter, und in den allerersten Versuchen, die Ergebnisse zu nutzen, werden Krankenhaustapeten mit einer winzigen Gold-Schicht überzogen, damit sie eine antibakterielle Wirkung bekommen. Mit Silber hat man hier schon sehr gute Erfahrungen gemacht, und nun wird der Kostenfaktor entscheiden, was in der Praxis mehr und mehr Anwendung finden wird.

Goldaufnahme über die Haut – Ringe und Schmuck

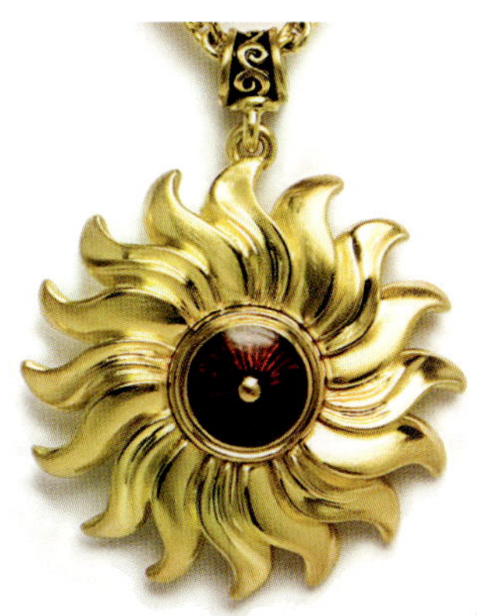

Edelsteine, Diamanten und besondere Luxusgüter werden in Gold gefaßt. Dies hat sicherlich zunächst einmal praktische Gründe, denn das Edelmetall ist aufgrund seiner Weichheit, seiner Beschaffenheit und seiner Verarbeitbarkeit ideal für die künstlerische Verwendung.

Doch darüber hinaus sind drei wesentliche Punkte von entscheidender Bedeutung:

1. Gold unterstreicht das Besondere, da es selbst ein begehrtes Material ist.

Zu allen Zeiten wurden Kirchen, Anbetungsstätten und religiöse Gegenstände vergoldet. Mit Blattgold überzogen, werden Figuren mit dem Glanz des Göttlichen versehen, beständig gepflegt und bewahrt, so daß diese über Generationen erhalten bleiben. Gold reflektiert das Sonnenlicht am stärksten. Daher wird in vielen Kulturen Gold mit der Sonne gleichgesetzt. Goldschmuck trägt man zu festlichen Anlässen, verziert seine Kleidung damit und weist darüber hinaus gleichzeitig auf einen gesellschaftlichen Rang hin. Becher und Geschirr werden vergoldet und damit aus dem Alltäglichen herausgehoben. Goldgegenstände haben einen größeren Wert als ihr Pendant aus Messing, so z. B. beim Besteck und bei edlen Gedecken.

Ringe, vor allem Eheringe, aus der »ewigen« Substanz des Goldes geformt, zeugen dabei, neben der höchst symbolischen Kreisform, von beständiger Liebe. Auch Reichtum, Einzigartigkeit und das Besondere einer Verbindung von Mann und Frau werden dadurch nach außen angezeigt und bekundet. Ein Siegelring, als ein anderes Beispiel, weist auf die Macht hin, die der Träger innehat und zu welchem Stand er sich zugehörig fühlt. Durch das Küssen des Ringes bringt man dem Besitzer dieser goldenen Machtinsignien seine Ehrerbietung dar.

2. Gold »verstärkt« die Wirkung von Steinen.

Heilsteine und Gold lassen sich kombinieren. Dabei kann der Heilstein »eingefaßt« werden, so daß das Gold als Boden des Schmuckstückes eine Fläche bildet und auf der Haut des Trägers reibt, oder der Heilstein wird gerahmt, so daß sowohl der Stein als auch der »Goldrahmen« seine Energie dem Träger weitergeben kann.

Gold »unterstützt die Leitfähigkeit der Nerven; lindert arthritische und rheumatische Schmerzen; bessert Herzbeschwerden und Hautprobleme; wirkt durchwärmend und belebend; hilft, Besitz von seinem Körper zu ergreifen; regt den Kreislauf an; regt die Funktionen der Sexualorgane an.«[1]

Heilsteine mit Gold zu vereinen, bringt noch einen weiteren Aspekt zum Tragen: »Von Künstlerhand veredelt, zeigt sich der Stein als Schmuck von seiner besten Seite und unterstreicht auf besondere Art Ihre Persönlichkeit«.[2]

So kann es sinnvoll sein, einen Granat kunstvoll in Gold zu fassen. Edelmetalle und die Wirkweise der Heilsteine unterstützen sich dabei gegenseitig.

»Granat Pyrop ist der beste Heilstein zur Stabilisierung des Kreislaufs. Er hilft sehr schnell bei Kreislaufstörungen, verhindert bei rechtzeitiger Verwendung den Kollaps und fördert als stoffwechselanregender Stein auch die Reinigung und Vitalität der Blutgefäße.«[3]

Hier kann der Schmuck als kraftspendender Energieträger gezielt getragen werden.

Auch die Verwendung von Bergkristall als »Träger« von Steinen, z. B. herausgearbeitet als goldene Sonne, verbindet die Ästhetik des Schmuckstückes mit der Wirkweise des Steines.[4]

Heilsteine können getragen, aufgeklebt und zum Teil auch »in Pulverform« zu sich genommen werden. Das gleiche gilt für Gold. Ob sinnvolle Kombinationen möglich sind (man denke an eine Goldkur in Zusammenhang mit Edelstein-Essenzen) muß noch erforscht werden.

Der außerordentlichen Bedeutung dieser Kombination von Gold und Edelsteinen wird in einem Extra-Kapitel Rechnung getragen. Dabei wird vor allem auf die Sichtweise der Hildegard von Bingen stärker eingegangen.

3. Gold, als Sonnensymbol, erhellt das Schmuckstück und den Träger (z. B. bei religiöser, kultischer Verwendung).

So schreibt die Schmucktrendforscherin Susan Sagherian, im Geleitwort zu »Faszination Schmuckwelten Pforzheim« über die wichtige Bedeutung von Schmuck für den Menschen:

»Schmuck geht weit über die Notwendigkeit des Alltags hinaus. Er verkörpert unseren Glauben, daß das Leben mehr zu bieten hat als den grauen, harten Alltag. Er spricht unser Sehnen nach Schönheit an. Er ist die Beschäftigung mit dem Einmaligen und Außerordentlichen ohne Müssen und Sollen. Er ist pure Lebensfreude. Er ist Symbol der Wahrnehmung seiner selbst als Person, als Mitglied einer Gesellschaft, als Würdeträger oder Machthaber.«[5] Oder anders ausgedrückt:

»Jegliche Arbeit am Schönsein zielt darauf, denjenigen äußeren Zustand zu realisieren, den das Selbst für sich als bejahenswert erkennt, der jedoch nicht abzulösen ist von seiner inneren Haltung.«[6]

Die Wirkung auf die Psyche gibt Kraft, und der Körper reagiert auf diesen Impuls. Längst haben die Medizin, die Verhaltenstherapie und die Seelsorge dies in ihre Beratungen mit aufgenommen und helfen durch Symbole den Selbstheilungskräften des Körpers.

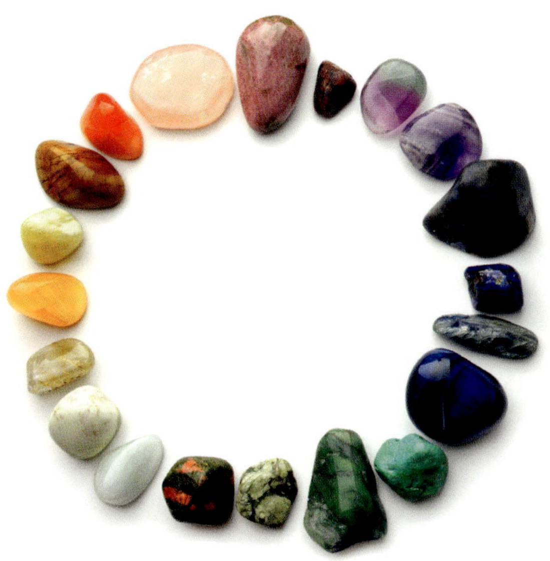

Gold und die Steinheilkunde

In der Schmuckindustrie werden alle Edelsteine dafür verwendet, dem Schmuckstück aus Silber, Gold oder Platin einen weiteren Akzent zu geben. Dies dient zum einen dazu, die Hochwertigkeit des Unikates zu unterstreichen, zum anderen das Edelmetall Gold mit den Eigenschaften der Edelsteine zu kombinieren. Auch in der Farbgebung harmonisieren diese miteinander. So ist das Gelbgold als »Grundlage« für rote und blaue Steine bestens geeignet, Rotgold für Diamanten und Citrine als Basis wie geschaffen.

Die Harmonie, der Ausgleich von Gegensätzen, spielt dabei immer wieder eine entscheidende Rolle. So ist Gold in hoher Reinheit sehr weich und kann durch Legierungen, das heißt durch Beimischung anderer Metalle z. B. Silber und Kupfer, härter gemacht werden. Zum ursprünglichen weichen Gold findet der Diamant, welcher mit einer Mohshärte von 10 die höchste Härte aufweist, seine Zuordnung:

»Den Namen bekam der Diamant von seiner Härte (gr. »adamas« = der Unbezwingbare). Tatsächlich gibt es nichts Gleichhartes oder gar Härteres als Diamant.«[1]

In der Steinheilkunde werden den verschiedenen Edelsteinen, die bei der Schmuckherstellung verwendet werden, verschiedene Eigenschaften zugesprochen. Auch hier findet eine Ergänzung zum »Trägermaterial«, dem Silber oder Gold, statt. So sei nochmals auf die Eigenschaften von Gold hingewiesen, zuerst in der Sprache Hildegards, dann übersetzt in die Sprache der alternativen Medizin.

Hildegard von Bingen schreibt in ihrer *Physica*: »Gold ist warm, und es hat eine gewisse Natur wie die Sonne und ist sozusagen von Luft ...Das Gold ist warm und hat eine gewisse Natur wie die Sonne ... und es hat die Röte vom Feuer, und es ist auch von der feuchten Luft.«[2]

Diese Beschreibung weist darauf hin, daß Gold dem Feuer, der Sonne und der Luft zugeordnet wird. Diese sind im Gefüge der antiken Elementenlehre zu verstehen, die auf den vier Elementen Feuer, Wasser, Erde und Luft beruht:

»So ist Feuer das höchste der Elemente und besitzt fünf Kräfte, nämlich Hitze, Kälte, Feuchtigkeit, Luft und Bewegung. Die Kälte hält es in Schach, damit es nicht zu heiß werden kann. Die Feuchtigkeit hilft der Hitze, als Dampf aufzusteigen. Die Luft facht das Feuer immer neu an, und die Bewegung sorgt dafür, daß seine Flamme immer hell auflodern kann.«[3]

Somit gehört das Edelmetall Gold zum Feuer, dem höchsten der Elemente, zur Sonne, dem alles überstrahlenden Licht und der Luft, die Wärme und Grünkraft hervorbringt. Gold ist und spendet Leben. Es erhält die »viriditas«.

Übersetzt in die Sprache der alternativen Medizin, zum Beispiel in die Themenwelt der Spagyrik, weist Michael Nagel auf die übergeordneten Funktionen von Gold hin. Es sorgt für »seelische Stabilisierung« und wirkt »umfassend ausgleichend auf alle Polaritäten im Menschen; ferner (auf) Herz, Kreislauf, Blutdruck, Gefäßdurchblutung, Stärkung des

Immunsystems, Rheuma, Gelenke, Gebärmutter, Tumore, Schlaganfall, Planet: Sonne, Organ: Herz.«[4]

Viele Steine passen durch ihre Wirkungen auf unseren Organismus sehr gut mit Gold zusammen. Hervorzuheben sind der Granat (Karfunkel oder Rubin), der Smaragd, der Chrysopras und nicht zuletzt der bereits genannte Diamant. Es lohnt sich, hier die Aussagen Hildegards, die steinheilkundlichen Eigenschaften und die Möglichkeiten zur Verwendung mit Gold genauer zu beleuchten.

Gold und Granat, rot

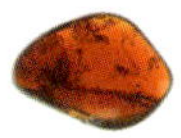

Diesen kubischen Edelstein kannten bereits die Skythen (4. Jahrhundert v. Chr.), und schon Plinius »nannte die Granate zusammen mit anderen Steinen ›Karfunkelsteine‹. Von der gesamten Granat-Gruppe war der Pyrop wohl am beliebtesten.«[5]

Hildegard von Bingen schreibt dazu: »Der Rubin wächst in der Mondfinsternis. ... und wenn die Sonne alle ihre Kräfte ins Himmelgewölbe versenkt ... und daher hat er vom Feuer der Sonne bei der Zunahme des Mondes den Glanz ...« und zur Verwendung führt sie aus: »Denn wenn eine Krankheit oder Schüttelfrost, das ist Fieber oder Gicht oder irgendeine andere Krankheit den Menschen befällt, dann lege bei Veränderung seiner Säfte einen Rubin um Mitternacht auf den Nabel des Leidenden, weil dann die Kraft (des Steines) am wirksamsten ist.«[6]

Die Bezeichnung Rubin, Karfunkel, Spinell oder Granat ist in der Überlieferung der *Physica* nicht eindeutig geklärt. In der Zusammenschau, wie Hildegard den Stein beschreibt, mit den Heilwirkungen, die sie diesem zuordnet, deutet vieles auf den Granat:

»Moderne Erkenntnisse der Steinheilkunde weisen speziell ihn als den Heilstein aus, der ›die Zusammensetzung unserer Körperflüssigkeiten harmonisiert‹. – Damit entscheidet ein wichtiges Indiz die schwere Wahl schließlich für den

Granat«.[7] Gegen den Rubin spricht seine Verfügbarkeit. Dieser kam erst nach dem 2. Kreuzzug wieder nach Europa, während der Granat immer verfügbar war.

Ergänzend wirkt das funkelnde Rot des Granat oder des Rubins angenehm in der Verbindung mit Gold. Gold ordnet und beruhigt, der Rubin/Granat fördert und belebt. Beide haben die Eigenschaft, Entzündungen zu mindern und Gicht, rheumatische Erkrankungen und Herzbeschwerden zu lindern. Diese harmonische Ergänzung in Farbe und Heilkraft lassen beide Elemente wie Sonne und Mond zusammenwirken.

Der Granat-Pyrop ist rot und »stärkt durch eine stabile Energieerzeugung und -verteilung die seelischen und körperlichen Widerstandskräfte, auch bei Infektionen und Entzündungen«.[8]

Es ist daher ratsam, den Granat zur Stärkung einzusetzen. Dies kann über Schmuck, welcher auf der Haut getragen wird, geschehen, wobei auf eine durchaus wichtige Kleinigkeit geachtet werden sollte: Der Ring, das Amulett oder der Anhänger sollten den Stein »fassen« aber im Boden geöffnet lassen, so daß auch der Rubin die Haut berührt. So entsteht eine »Reibung« beider Elemente, von Gold und Edelstein. Beim Einsatz der Goldkur kann über den Nabel wirksam auf den Organismus und auf die Energiezufuhr des Menschen Einfluß genommen werden. Dabei ist Gold in Wasser (Goldplättchen) zu erwärmen und dann »lauwarm« auf die Bauchdecke einzureiben. Danach kann der Rubin daraufgelegt werden. Eine solche Anwendung ist vor allem abends zu empfehlen.

Gold und Smaragd, grün 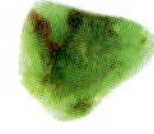

Der Smaragd, auch König der Edelsteine genannt, ziert seit alters her Schmuck und königliche Insignien. Seine Farbe und seine Seltenheit (im Altertum gab es in Ägypten den wichtigsten Fundort) machten ihn zu dem begehrten Edelstein für Goldgeschmeide.

Darüber hinaus spielt er in der alternativen Medizin eine besonders wichtige Rolle:

»Zur Heilung von Herz und Kreislauferkrankungen sollte der Stein an einer Kette am Hals, möglichst in der Nähe des Herzens, getragen werden. Wirbelsäulenerkrankungen und Schmerzen lindert der Smaragd, wenn er direkt auf die betreffende Stelle gelegt wird.«[9]

Hildegard bringt in ihrer Art der Beschreibung diesen Stein mit der Sonne in Verbindung: »Der Smaragd wächst frühmorgens und bei Sonnenaufgang, wenn die Sonne in ihrem Umlauf eine starke Stellung hat, um ihren Weg zu vollenden, und dann sind die Grünkraft der Erde und ihrer Pflanzen besonders lebenskräftig, weil die Luft dann noch kalt und die Sonne schon warm ist …«[10]

Hervorzuheben, neben dem Element Luft, welches sich zur Sonne hin durch seine Temperatur abgrenzt, ist die Grünkraft, dieser wichtige Begriff der »viriditas«, bei Hildegard. Davon leben die Geschöpfe Gottes, der Mensch und die Natur. Daher empfiehlt sie den grünen heilenden Edelstein: »Wer daher im Herz oder im Magen oder in der Seite Schmerzen hat, der habe den Smaragd bei sich, damit das Fleisch seines Körpers von jenem (Stein) warm werde, und es wird ihm besser gehen.«[11]

Heute werden noch andere Anwendungen empfohlen, wie »das Auflegen auf die Stirn bei Kopfschmerzen und Nebenhöhlenentzündungen sowie direkt auf die betroffene Stelle bei allen anderen Schmerzen; … oder das Tragen als Anhänger oder Kette bei allen Erschöpfungs- und Schwächezuständen; und zu guter Letzt auch die Einnahme der Edelstein-Essenz bei allen inneren Erkrankungen.«[12]

Der Smaragd fördert alle wesentlichen Körperfunktionen und steht in seelischer Hinsicht für die Stärkung der Persönlichkeit und für die psychische Lebenskraft. So wie die Goldeinnahme, insbesondere der bereits erwähnte Goldwein von Hildegard, zur Kräftigung beiträgt, sollte eine Anwendung des Smaragdes mit Wein auch in Betracht gezogen werden, wenn Geist und Nerven erkrankt sind. Dieser Edelstein hilft bei allen Gebrechen, denn er stellt die Körpersäfte wieder her. Im Vergleich zum Granat, der bei akuten Beschwerden seinen Dienst erbringt, kann der Smaragd, neben der akuten Heilbehandlung (zum Beispiel einer Nebenhöhlenvereiterung) unter anderem als Schmuckstück über längere Zeit angewendet und getragen werden.

Gold und Chrysopras, grün

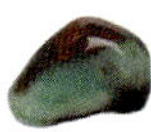

Der Chrysopras ist ein apfelgrüner Chalcedon, dessen Name aus dem Griechischen kommt. Dabei steht der griechische Begriff »chrysos« für Gold und »prason« für Lauch.

»Er wurde in der Antike und im Mittelalter für verschiedene grüne Steine mit goldenem Einschlag verwendet.«[13] Als ein geschätzter Edelstein wird er in der Steinheilkunde gerne zur Entgiftung eingesetzt; dies sowohl in körperlicher als auch in seelischer Hinsicht.

So schreibt Hildegard: »Und in welchem Glied auch immer den Menschen die Gicht plagt, der lege den Chrysopras auf seine nackte Haut, und die Gicht wird weichen. Und wenn ein Mensch sehr zornig wird, dann werde dieser Stein so lange an seine Kehle gehalten, bis er warm wird und (der Mensch) die Worte des Zorns nicht hervorbringen kann, bis sein Zorn sich legt.«[14]

Ein Augenmerk sei hier auf die Beschreibung »an seine Kehle gehalten« gerichtet, die in alten Kulturen mehr als nur den Hautkontakt bedeutet. So ist die Kehle als Synonym für die menschliche Seele zu sehen, und durch den Stein wird der Bezug zum »Zorn«, einem seelischen Gemütszustand, hergestellt.

Der »Chrysopras« war schon im Altertum kostbar wie Gold. Der goldgrüne Stein wurde medizinisch zur Verbesserung der Sehkraft eingesetzt und gegen Schmerzen und Schwellungen am Handgelenk getragen.«[15] Solche Ketten können mit Fäden zusammengehalten sein, oder die Steine werden gefaßt und kombiniert mit »weichem« Gold getragen.

Gold und Diamant, weiß 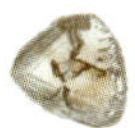

Wenn Härte, im Griechischen »adamas«, und das weiche, glänzende Gold in seiner höchsten Feinheit aufeinandertreffen, entstehen Kostbarkeiten, die alle Kulturen schätzen. Der Diamant steht für die Reinheit, gilt als unbezwingbar und ist Symbol geworden für das Einzigartige, welches es verdient hat, in der Rangfolge noch über Gold und Smaragden genannt zu werden.

Auch in der steinheilkundlichen Auffassung hat der Diamant den Rang der Einzigartigkeit.

»Der Diamant ist warm«, schreibt Hildegard, und die Härte des Steines ritzt Eisen, und es »verschmäht ihn der Teufel sowohl bei Nacht wie auch bei Tage«.[16]

So stärkt er das Innere des Menschen, gibt ihm Schutz gegen die Angriffe der äußeren und inneren Kräfte und löst eingefahrene Strukturen.

»Dementsprechend fördert der Diamant alle Reinigungs- und Verbrennungsprozesse des Körpers. Er regt Leber und Nervensystem an und hilft durch den Abbau von Ablagerungen in den Gefäßen, Verengungen zu vermeiden oder deren Folgen (Schlaganfall) zu lindern.«[17]

Bei Schmuck wird meist an den geschliffenen Diamanten gedacht, doch in der alternativen Medizin und auch bei Hildegard von Bingen kommt der Rohdiamant zur Verwendung. Dieser kann in Wein und Wasser gelegt werden, ebenso wie das Goldblättchen. Falls beides verwendet werden soll, ist darauf zu achten, dies nacheinander zu tun. So sollte mit Gold das Wasser oder der Wein erhitzt werden, die abgekühlte Flüssigkeit dient dann dazu, den Diamant einen ganzen Tag lang darin ruhen zu lassen.

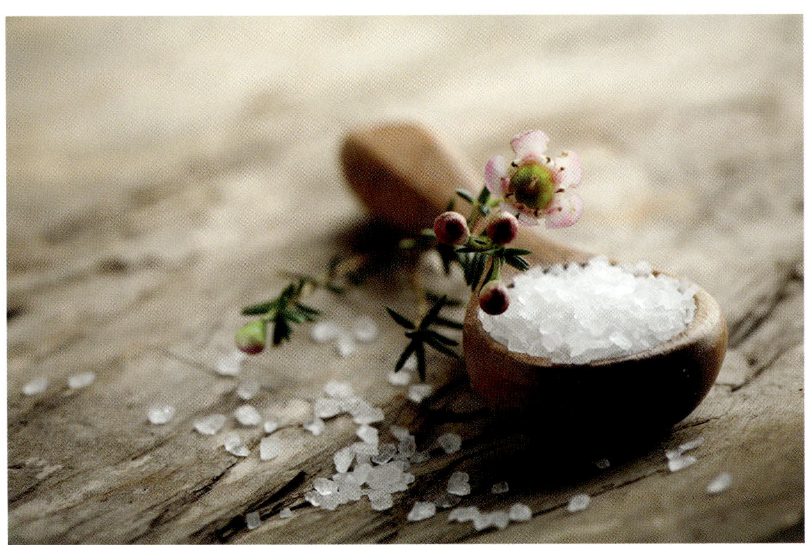

Gold, Wasser und Salz

Wasser mit Salz zu vermischen, so daß eine 1%ige Salzsole entsteht, die in Analogie zu unserem Blut dem Organismus wieder Kraft und Energie gibt, ist seit alters her bekannt und wird erfolgreich angewendet.

Einen ganz neuen Weg beschreitet hierbei nun die Weiterentwicklung zur Goldsole. Dabei wird durch die Sole der Transport der »Goldinformationen« in unseren Körper verstärkt. Die Sole wirkt bei innerlicher Einnahme unmittelbar stofflich auf unseren Organismus und das Gold, durch die Informationskopplung mit dem Wasser, »verfeinert« die Lösung. So kann die Goldzugabe bildlich gesprochen als »I-Tüpfelchen« zur verdünnten Sole verstanden werden.

Die Verbindung von Gold mit Sole soll in aller Kürze durch die genauere Betrachtung der einzelnen Bestandteile vertieft und ergänzt werden.

Der menschliche Körper besteht physikalisch zu 70% aus Wasser. Dieses löst biophysikalisch Stoffe auf, sorgt für die

Entschlackung, transportiert über das Blut alle wichtigen Nährstoffe weiter und sorgt für alle wichtigen Funktionen zur Lebenserhaltung im Körper. Doch das Element Wasser ist mehr als seine physikalischen und chemischen Eigenschaften.

Wasser ist ein Lebenselixier. Es ist in jeder Körperzelle vorhanden, regelt die Funktionen des Organismus und bestimmt über die körperlichen Funktionen hinaus unser Bewußtsein. Wasser kann Informationen aufnehmen und wirkt in vielfältiger Hinsicht ebenfalls auf unser seelisches Befinden. Durch das Element Wasser sind wir mit der Natur verbunden und ein Teil von dieser.

So schreibt Viktor Schauberger bereits in den frühen 30er Jahren des vergangenen Jahrhunderts: »Die richtigen Wege führen von uns selbst zurück zur Natur und damit zur Quelle des Lebens, zum gesunden Wasser.«[1]

Welches Wasser wir trinken, ist entscheidend für die Erhaltung unserer Gesundheit.

Wäre das Wasser unserer großen Flüsse noch trinkbar wie vor Zeiten der Industrialisierung, könnten wir durch das Trinken von Flußwasser alle nötigen Mineralstoffe aufnehmen, auch jene winzigen Mengen an Gold, die darin gelöst sind. Diese sogenannte Bio-Mineralisation, durch kleinste Bakterien verursacht, zeigt deutlich, daß im natürlichen Wasser Goldatome vorhanden waren. Eine Goldzufuhr über Wasser oder Nahrungsmittel (außer z. B. über Wild, welches in der Natur lebt und goldhaltiges Wasser aus naturbelassenen Flüssen trinkt) ist aber aufgrund der industriellen Aufbereitung von Trinkwasser kaum noch gegeben.

Auch die Menge an Wasser ist entscheidend, doch »[...] mit zunehmendem Alter verlieren wir [...] unser Durstgefühl und trinken zu wenig, bis die Zellen in vitalen Organen dörrpflaumenartig schrumpfen und ihre Vitalität verlieren.«[2] Eine ausreichende Zufuhr von Wasser, natürlich und unbelastet, braucht der menschliche Organismus. Darüber hinaus ist Salz das Pendant zur nötigen Flüssigkeitszufuhr, damit alle Zellen des Körpers vernünftig arbeiten können:

»Bei der Verbindung von Wasser und Salz umgeben sich die positiven Ionen des Salzes mit den negativen Polen der Wassermoleküle und die negativen Ionen des Salzes mit den positiv polarisierten Teilen der Wassermoleküle. Die Ionen werden hydratisiert. Dabei verändert sich die geometrische Struktur des Wassers und des Salzes. Es entsteht etwas ganz Neues, eine dritte Dimension – das Wasser ist jetzt kein Wasser mehr und das Salz kein Salz mehr. Die Elemente haben sich aus ihren Beschränkungen befreit, durch resonante Wirkung ihre Polaritäten aufgegeben und eine neue, höhere Energieform erreicht.«[3]

In ihrem Buch über die Sole loben die Autoren Hendel und Ferreira die Sole als eine »Symbiose der Lebendigkeit« und sprechen von der »Intelligenz der Atome und des Menschen«. Dabei entwickeln sie eine Schwingungsfrequenzskala, die die Schwingung des menschlichen Körpers bis zum kleinsten Atom angibt.[4] Da Gold ebenfalls Schwingungen mit ordnendem Charakter aussendet, liegt eine Assoziation zum positiven Verhältnis des Körpers auch zu diesem Edelmetall nahe.

Wasser und Salz können zu Recht als »Urstoffe« für das organische Leben bezeichnet werden. Im Zusammenhang mit Gold sei daher auf zwei wesentliche Aspekte von Salz hingewiesen, und zwar in Analogie zur Wirkungsweise des Goldes:

»Salz ist wichtig für die Leitfähigkeit unserer Nervenbahnen und damit auch für die Tätigkeit des Gehirnes! Salz spielt bei der Kontraktion der Muskeln eine wichtige Rolle und ist daher auch für die Herztätigkeit unbedingt notwendig.«[5]

Gold kommt in unserem Körper in der Aorta und im Gehirn in geringen Spuren natürlich vor. Nach dem Prinzip der Homöopathie hilft Gold an diesen »Orten«. Also wirkt es ebenso wie Salz bei Herz- und Kreislaufbeschwerden und zur Gesundung der Nervenbahnen.

Die Trias Gold, Wasser und Salz geben dem Organismus die Fähigkeit, gerade in zunehmendem Alter das Gleichgewicht wiederzufinden. Die Auswirkungen auf die »Körpersäfte« (in der Sprache Hildegards) sind überaus positiv, da durch die Wirkungen des Wassers, des Salzes und des Goldes eine Balance erreicht wird.

Eine Goldsole kann in zweierlei Form verabreicht und zu sich genommen werden:
Erstens durch die Zubereitung einer Sole aus Wasser und Salzkristallen. Hierzu sollte »Goldwasser« benutzt werden. Dieses kann mit Hilfe des »Goldplättchens« einfach hergestellt werden, indem man gutes Wasser mit dem Plättchen zusammen aufkocht und dann abkühlen läßt. Danach einen Teelöffel der Sole in das Trinkglas mit dem Goldwasser geben. Neben der Einnahme der Goldsole (1 Trinkglas) ist darauf zu achten, täglich 2 - 3 Liter Wasser zu trinken.

Zweitens ist eine Goldsole mit den Phiolen (insbesondere des Goldolinos) jederzeit leicht herzustellen. Der kleine Goldolino[6] wird in ein Glas mit zubereiteter Sole gegeben, und nach etwa 30 Minuten kann er wieder entnommen werden. Die ordnende Information des Goldes ist dann auf die Goldsole übergegangen.

Das Salz und das Wasser werden vom Körper aufgenommen, und die Gold-Information verstärkt ihre Wirkung. So zeigt sich, daß Gold die Grundfunktionen des Lebens und die Selbstheilungskräfte des Körpers unterstützend fördern und potenzieren kann.

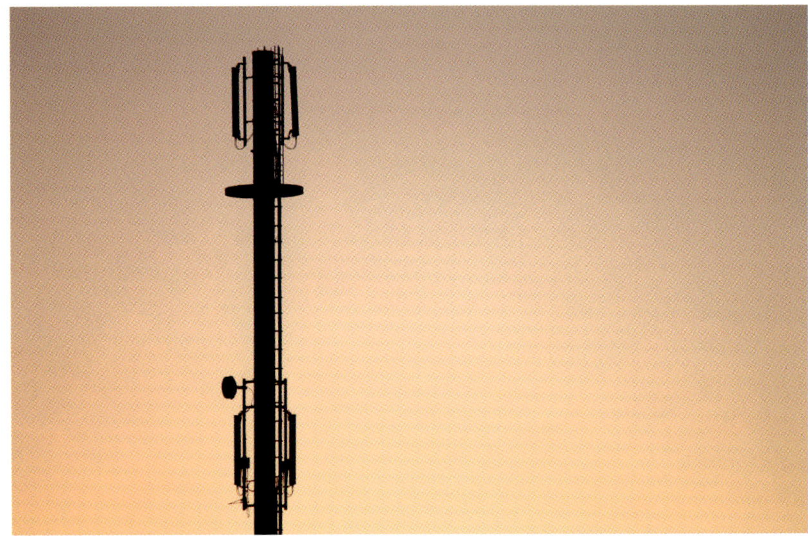

Gold und Elektrosmog

Melatonin und Zirbeldrüse

Die Beschäftigung mit Gold ergibt, gerade angesichts der neuesten Forschungen in der Nanomedizin, neue Fragestellungen.

Gold ist als Spurenelement im Körper zu finden, vor allem im Gehirn. Im Nanobereich fungiert es als Leiter, innerhalb von »Mikrochips« als Widerstand. Wie reagiert nun der Körper beim Telefonieren mit einem mobilen Telefon? Wie reagiert die Zirbeldrüse? Wirkt hier Gold eher ausgleichend oder eher als Verstärker?

Da keinerlei wissenschaftliche Untersuchungen vorliegen, müssen wir uns hier damit begnügen, Grundüberlegungen anzustellen. Alles deutet aber darauf hin, daß das Spurenelement Gold eher dem Ausgleich der Streßsituation »Elektrosmog« dient, als sie zu verstärken.

Folgende Überlegungen seien in diesem Zusammenhang dienlich: Wie wirkt der Mensch als Antenne? Wie funktioniert die Zirbeldrüse? Wer stellt die Harmonie der Energieströme wieder her? Was bedeutet Gleichgewicht der Kräfte? Und vor allem, welche Einnahme von Gold ist unbedenklich? Hierzu sind zunächst folgende Grundlagen von Bedeutung:

»Alle Moleküle unseres Körpers, ob es sich nun um Eiweißstoffe (Proteine), um Zellkernsubstanzen (Ribonukleinsäuren) mit der Erbgutspirale der DNS (Desoxyribonukleinsäure), um Mono- und Polysaccharide als gleitende Substanzen in Gelenken und an den Organinnenhäuten der Pleura oder schlicht um die in unserem Körper am meisten vorkommenden Wassermoleküle handelt: Sie sind alle geprägt von einem elektrischen Plus-Minus-Pol – man spricht von einem »Zwei-Pol-Charakter« (Bipolcharakter), der dem ganzen Organismus beim gleichzeitigen vorhandenen Kochsalzgehalt vorzügliche elektrische Leitfähigkeit sowie das Vermögen der »kapazitiven Ankopplung« an äußere Felder zur gleichzeitigen Antennenfunktion verleiht.[1]

Diese Antennenfunktion kann leicht in einem Selbstversuch ausprobiert werden. Sucht man bei einem Radio mit Antenne einen Sender und berührt dabei die Antenne, wird der Empfang augenblicklich besser, da man selbst als Antenne fungiert.

Die Wellenlängen der mobilen Telefone liegen »gleichzeitig im zutiefst biologischen Bereich unserer Körpermaße«[2] und: »Allein durch ihre Größe sind die Organe demnach speziell im Frequenzbereich des Mobilfunks zwischen 1 und 2 GHz außerordentlich antennen- und resonanzfähig und dementsprechend ausgesprochen mobilfunkgefährdet.«[3]

Umwelteinflüsse beeinträchtigen den Körper. Ausgleich findet der Mensch durch Bewegung, naturgemäße Ernährung und im Schlaf. Um diesen Ausgleich zu fördern, kann über den Einsatz von Gold nachgedacht werden.

So verbessert eine Goldeinnahme die Leitfähigkeit und den Informationsfluß im Körper:

»Es schafft ein Gleichgewicht der Schwingungskräfte, die die Tätigkeiten und Reaktionen der Drüsen beeinflussen. Wegen seiner Fähigkeit, Energie zu leiten, verbessert Gold den Fluß der inneren Energien – vor allem entlang der Wirbelsäule. Daher ist Goldkolloid nicht nur ein Katalysator für die Erhöhung der inneren Energie, sondern auch ein Leiter dieser Energieströme. Forschungen haben gezeigt, daß die Leitfähigkeit und somit der Informationsfluß der DNS durch Gold um das bis zu 10.000fache verbessert werden kann.«[4] Hierzu sei auch auf die bereits erwähnte Wirkung von Gold-Kolloiden auf das gesamte Drüsensystem im Abschnitt 4 beim Kapitel »Medizinische Anwendung« hingewiesen.

Die oben beschriebenen Belastungen durch Elektrosmog haben somit Auswirkungen auf die Zirbeldrüse, auf die Melatoninproduktion und fördern die so genannte »Geldrollenbildung« der roten Blutkörperchen.

Die Zirbeldrüse (griechisch: »Epiphyse«, das bedeutet »das aufsitzende Gewächs«) produziert in ihren Zellen das Neurohormon Melatonin, das wir alle dringend brauchen, wollen wir ein gesundes Leben führen. Melatonin hat eine große Wirkungsbreite und gilt als »Wunderhormon«.

»Denn dem Melatonin kommt eine zentrale Stellung nicht nur im Hinblick auf Schlafdauer und -tiefe sowie auf unsere Träume zu. Melatonin steuert direkt oder indirekt vielfältigste Funktionen unseres Körpers, sei dies nun psychisch, vegetativ oder organisch, von unserer Abwehrlage bis in jede Zellteilung, gleichsam von A bis Z, und ermöglicht uns überhaupt erst das Überleben auf diesem Planeten.«[5] Und noch etwas anderes ist dabei wert, berücksichtigt zu werden:

»Da das Gehirn nur über ein geringes antioxidatives Abwehrsystem verfügt, ist es dem Angriff von Umweltgiften oft schutzlos ausgeliefert. Umweltgifte zerstören die Nervenzellen über einen verstärkten oxidativen Streß – viele Substanzen sind sogar direkte mitochondriale Gifte, d. h. sie zerstören unsere Zellkraftwerke. Melatonin blockiert die Wirkung dieser mitochodrialen Gifte und wirkt stark antioxidativ.«[6]

Die Wichtigkeit des Melatonins ist in der Medizin weitgehend anerkannt, und so verwundert es um so mehr, daß eine Reduzierung dieses wichtigen Hormons billigend in Kauf genommen wird. Wissen die Menschen, die sich mit Elektrosmog umgeben, was sie tun?

Auch ohne Elektrosmog ist die Wichtigkeit des Melatonins bekannt: »In der Winterzeit, wenn die Tage kurz sind, produziert der Körper vermehrt Melatonin. Werden die Tage im Frühjahr länger, nimmt die Produktion von Melatonin ab. In dieser Umstellungsphase kann es zu Störungen im Schlaf-Wach-Rhythmus kommen. Die wohl bekanntesten Symptome der Frühjahrsmüdigkeit sind ausgiebiges Gähnen, Müdigkeit und Antriebslosigkeit. Aber auch Schlafstörungen und Kopfschmerzen treten vermehrt auf. Manch einer klagt über Schwindel, Kreislaufschwäche und Gereiztheit.«[7]

Was kann man gegen die »normale« Müdigkeit tun?

In der Pflanzenheilkunde empfehlen Therapeuten neben den klassischen Anwendungen mit Heilpflanzen auch den Einsatz der Edelmetalle: »Mistel, Strophanthus und Fingerhut unterstützen das Herz, und Ackergauchheil, Koloquinte und Besenginster regen die Nieren in ihrer Ausscheidungsfunktion an. Besonders wertvolle Inhaltsstoffe wie Gold, Silber und Zinn unterstützen diese Ausleitung und wirken zusätzlich stimmungsaufhellend.«[8]

Gold hilft, die Zirbeldrüse zu beeinflussen. Dort wird Melatonin produziert, womit Schwankungen reguliert werden, die natürlich auftreten (Frühjahrsmüdigkeit) und die sich der Mensch künstlich zufügt (mobiles Telefonieren): »Elementares kolloidales Goldwasser aktiviert die Zirbeldrüse und verbessert somit die Wahrnehmungsfähigkeit für elektromagnetische Einflüsse. Wir können mit Elektrosmog viel besser umgehen – ihn sogar in nützliche Energie umwandeln. Die Zirbeldrüse und die Hirnanhangsdrüse werden stimuliert, und es entsteht ein Gleichgewicht der

Schwingungskräfte, die die Tätigkeiten und Reaktionen der Drüsen beeinflussen.«[9]

Nach diesen Hinweisen, welche hier die negativen Beeinträchtigung von Elektrosmog auf den Körper und auf unseren Hormonhaushalt nur kurz angedeutet haben (es gäbe in der Tat noch viel mehr zu berichten, von der Öffnung der Blut-Gehirn-Schranke über die »Verlangsamung« der Spermien bis hin zu »Disharmonien« des gesamten menschlichen Wesens), noch eine spezielle Erwähnung zum Thema »Geldrollenbildung« der roten Blutkörperchen:

»Im Jahre 1997 machte der Düsseldorfer Umweltmediziner Dr. Hans-Joachim Peterson mittels der ›Dunkelfeldmikroskopie‹ eine aufregende Entdeckung: Patienten mit einem völlig gesunden Blutbild zeigen bereits nach einem dreiminütigen Handytelefonat eine massive Zusammenballungs- und Verklumpungstendenz der roten Blutkörperchen.«[10]

Das Blut reagiert also sofort auf äußere Einflüsse. Wie verändert sich das Blutbild bei der Einnahme von Gold?

Mit Hilfe der »Dunkelfeldmikroskopie« wurden auch die Auswirkungen einer Goldeinnahme (Goldessenz) untersucht. So gab es Untersuchungen mit »Computer-CT und Phasenkontrast-Dunkelfeldmikroskopie zur Blutzelluntersuchung nach Dr. Scheller/Hermann/Wolf für die Beurteilung der Zellatmung und des Energiestoffwechsels«,[11] die zu folgendem Ergebnis führten:

»Alle Patienten wiesen schon nach dreitägiger Anwendung deutliche Besserungen auf. Das gesamte Blutbild zeigte in vielfältiger Weise positive Veränderungen, ebenso nahm die Belastung mit Umweltgiften und schädlichen Stoffwechselresten in Blut und Urin deutlich ab. Der Durchfluß und damit alle Funktionen in der Grundsubstanz (das Bindegewebe als Ort aller wichtigen Grundregulationen und als zentrales Stoffwechsel-Regulationsfeld nach Prof. Pischinger) wurden positiv beeinflußt.«[12]

So wird verständlich, daß das ständige Tragen von Gold oder das Einnehmen von Gold in geringen Mengen (Essenzen) zu angenehmen Reaktionen des Körpers und einer Verbesserung des Blutbildes beiträgt. Auch die Goldkur der Hildegard von Bingen ist hier von Vorteil.

Elektrosmog, und das steht in naturheilkundlicher Hinsicht außer Zweifel, zerstört die Harmonie aller »Körpersäfte« und Energien eines gesunden Menschen. Er greift auch die natürlichen Prozesse an, in welche wir Menschen seit unserer Entstehung im Wechselspiel mit dem Kosmos hineingeboren wurden.

Hildegard von Bingen sah ihre Medizin ebenfalls im Einklang mit der Natur. So beginnt ihr großes Naturheilkundewerk *Causae et Curae* mit den Worten: »Wie die Elemente die Welt zusammenhalten, so sorgen sie auch für den Zusammenhalt des menschlichen Körpers. Sie sind im Menschen enthalten und teilen sich ihre Aufgaben, um ihn zusammenzuhalten … Feuer, Luft, Wasser und Erde sind in ihm, aus ihnen besteht er. Denn vom Feuer hat er die Wärme, von der Luft den Atem, vom Wasser das Blut und von der Erde das Fleisch.«[13]

Und Dr. Wighard Strehlow, Heilpraktiker und Kenner der Hildegard-Medizin, ergänzt: »Gesundheit und Wohlbefinden stellen sich ein, wenn Leib und Seele in einem harmonischen Gleichgewicht sind. Krankheiten und Leiden hingegen entstehen dann, wenn Körperzellen Energie verlieren und die Harmonie gestört ist. … Auch zu starke und vor allem pulsierende oder ionisierte Strahlung, wie sie beispielsweise von Mikrowellenherden, Handys, Fernsehern oder Röntgengeräten ausgeht, zerstört das Energiepotential unseres Körpers und kann Krankheiten auslösen.«[14]

So wird nochmals unterstrichen, was es bedeutet, wenn Ärzte bei der Begleitung der Hildegard von Bingen-Goldkur ihren Patienten erklären, daß das Gold eine ordnende Kraft auf die Zellen hat, vor allem im Darm, wo unser Immunsystem mitgestaltet wird. Dazu gibt es folgende Beobachtungen:

»Patienten mit chronisch entzündlichen Darmerkrankungen haben häufig ähnliche Läsionen im Gehirn, wie sie bei der Multiplen Sklerose beobachtet werden. Diese Beispiele deuten auf eine immunologisch-entzündliche Darm-Hirn-Verbindung hin.« Für den Gesamtzusammenhang bedeutet dieses: »[…] eine gestörte Darmflora macht andere Körpergewebe empfindlicher für Umweltgifte.«[15]

Es ist bezeichnend, daß Gold im Darm und im Gehirn wirkt und somit durch die Gesundung des Immunsystems den Aufbau und die Beibehaltung positiver Kraftreserven unterstützt.

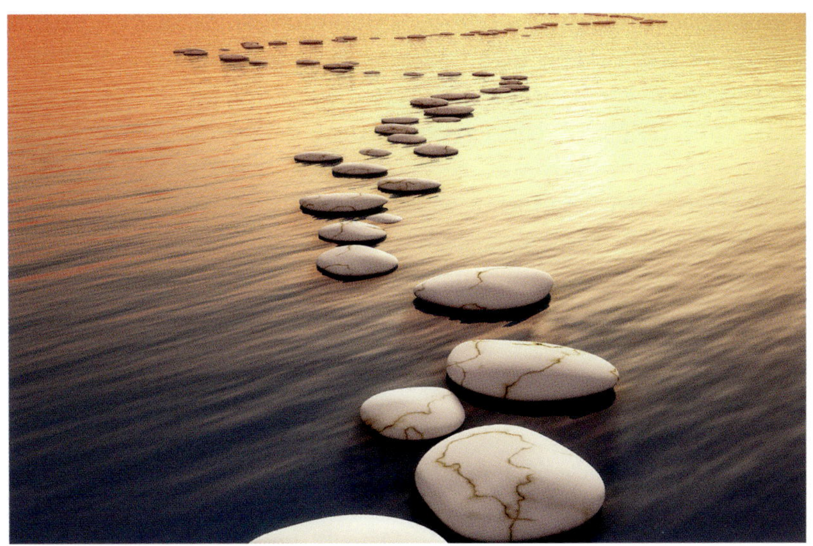

Ausblick

Nanomedizin

Wie bereits im Kapitel »Medizinische Anwendung – 8. Nanogold« ausgeführt, versucht die moderne medizinische Wissenschaft ganz neue Wege in der »Nano-Welt« zu beschreiten. Dabei stellt sie fest, daß alte Schriften und Lehren vieles bereits vorweggenommen haben. Als Beispiel sei nur die antibakterielle Wirkung von Gold und Silber genannt.

Doch wie ist nun Nanogold herzustellen? Wie ist es zu verwenden? Worin unterscheidet es sich vom Gold der Alchemisten (Goldelixier)?

Für den medizinischen Krankenhausbedarf sowie für den medizinisch-wissenschaftlichen Forschungsbedarf kann

Nanogold von spezialisierten Lieferanten gekauft werden. Diese werden dann unter Begleitung von Wissenschaftlern und Ärzten zur Tumorbekämpfung eingesetzt.

Dem »Laien« fehlen neben den Substanzen auch die extrem teuren Apparaturen und Meßinstrumente, um mit Nanopartikeln umzugehen. Somit bleibt dieses Thema den medizinisch-wissenschaftlichen Fachgebieten vorbehalten.

Man fragt sich natürlich, wo der Übergang stattfindet, vom noch sichtbaren Gold (Pulver) über die Dezimalpotenzen der Elixiere zum Nanogold der modernen Medizin.

So schreibt der bekannte Heilpraktiker Michael Nagel aus Österreich: »Tinkturen, mit denen meine alchemistischen Metalltinkturen vergleichbar sein können (genaue Vergleiche gibt es noch nicht) sind die heute in Gebrauch gekommenen Silber- und Goldkolloide, bei denen das Metall in ionisierter Form vorliegt. Im Gegensatz zu diesen elektrolytischen Herstellungsverfahren sind die hier angewendeten Verfahren organisch und langwierig.« [1]

Hier ist bereits die Welt des »ganz kleinen Kosmos« beschrieben; dennoch zur »Nanowelt« sind es noch riesige Distanzen bezogen auf die »Verkleinerung«. Dies ist durchaus nicht problematisch, da, wie bereits mehrfach erwähnt, Gold in seiner jeweiligen »Größe« unterschiedliche Aufgaben übernehmen kann und hilfreich eingesetzt wird.

Und es drängt sich die Überlegung auf, ob die Elixiere möglicherweise die »alte Methode« darstellen, dem Körper die Stärkung zu geben, nach welcher er verlangt.

Auch sei nochmals betont, daß die Aufnahme von Gold über die Haut eine einfache Methode ist, sich mit Gold in geringsten Mengen zu »stärken«. Diese Art der direkten Aufnahme von Gold durch den Körper kennen alle Kulturen, und sie schätzen seit jeher das seltene Edelmetall sowohl als Schmuck wie als individuell geliebten »Kraftspender«.

Die heilkundlichen Grundlagen der Hildegard von Bingen und das Gold

Auch 900 Jahre nach Hildegard von Bingen haben ihre Schriften eine gewisse Gültigkeit. Gerade neue Erkenntnisse in der Medizin, z. B. im Bereich der modernen Psychosomatik zeigen, wie aktuell die Thematik der Untrennbarkeit von Körper und Seele ist.

In einem ihrer Hauptwerke, der »Causae et Curae«, beschreibt Hildegard die Behandlungsmöglichkeiten der Krankheiten und stellt dabei den Menschen und sein Leben immer in Zusammenhang mit Gott. Gebet und Meditation sollen Hilfe sein, das rechte Maß im Umgang mit sich und der Schöpfung zu finden. Wer den Einsatz von Gold für die Gesundheit verstehen möchte, tut gut daran, sich auf dieses »veraltete medizinische Gedankengebäude« über die Körpervorgänge und Entstehung von Krankheiten einzulassen. Es hilft, ein Werkzeug für die »Übersetzung« alter medizinischer Auffassungen an der Hand zu haben, um sodann Erkenntnisse, z. B. in der Nanotechnologie oder bei den Behandlungsmöglichkeiten rheumatischer Erkrankungen, mit Hilfe eines »Analogieschlusses« gewinnen zu können. Dies sei im Folgenden versucht und anhand der Humoralpathologie verdeutlicht.

Das lateinische Wort »Humor« zeichnet einen Menschen aus und bedeutet »Saft, Feuchtigkeit«. Es verweist darauf, daß Menschen gut gelaunt sind, wenn die Körpersäfte in einem richtigen Verhältnis sind. Auch Hildegard von Bingen spricht von Harmonie, wenn die »Säfte« richtig verteilt sind:

»Es gibt vier Säfte. Die zwei wichtigsten nennt man Phlegma, die beiden anderen werden als Schleim bezeichnet. … Die stärkeren Säfte übertreffen in ihrem Überfluß die schwächeren, die schwächeren wiederum wirken aufgrund ihrer Schwäche mäßigend auf den Überfluß der anderen ein. In einem solchen Fall befindet sich der Mensch in Harmonie.«

(*Causae et Curae*) Sowie aber einer der als »Schleim« bezeichneten Säfte überhandnimmt, »können die anderen Säfte nicht friedlich bleiben«. Daraus können Krankheiten seelischer und körperlicher Natur entstehen.[1]

Die Humoralpathologie, auch als »Viersäfte-Lehre« bekannt, geht bis in die Antike zurück, wurde bereits bei den Hippokratikern entwickelt und hatte ihre Gültigkeit bis in die Neuzeit (Aufklärung). Vier Säfte spielen dabei eine zentrale Rolle: Blut, Schleim, gelbe und schwarze Galle. Daraus leitet sich die Temperamentenlehre ab, die wiederum auf den römischen Arzt Galen (2. nachchristliches Jahrhundert) fußt. Dabei wurden die Säfte mit den vier Elementen – Luft, Wasser, Feuer und Erde – gleichgesetzt, und eine »Dyskrasie«, d. h. eine schlechte Mischung der Körpersäfte galt als Ursache einer Krankheit. Diese schlechte Mischung hatte dann auch Folgen auf die Psyche, und wollte man den Menschen heilen, mußte man für die Wiederherstellung des Gleichgewichtes im Körper und in der Seele sorgen.

Die vier bekannten Grundtypen (nach Rudolf Steiner) sind:

- heiter, aktiver Grundtyp: Sanguiniker (*sanguis* = Blut)
- passiver, schwerfälliger Grundtyp: Phlegmatiker (*phlegma* = Schleim)
- nachdenklicher, trauriger Grundtyp: Melancholiker (*melas chole* = schwarze Gallenflüssigkeit)
- erregbarer, reizbarer Grundtyp: Choleriker (*chole* = gelbe Gallenflüssigkeit)

Diese Systematik steht hinter frühen Anwendungen von Gold: »Im Altertum wurde Gold in Pulverform gegen Melancholie und Herzleiden gebraucht, also Indikationen, die auch in der Homöopathie wieder aufgegriffen wurden und Hauptanwendungsgebiete darstellen.«[2]

Wie bereits erwähnt, stellt Hildegard die Viersäfte-Lehre in den für sie bezeichnenden Gesamtzusammenhang: »Die Säfte unseres Organismus sind in ihrer Harmonie von der

Harmonie der Elemente im Kosmos abhängig, und umgekehrt hat die Gesamtharmonie Einfluß auf den Zustand des Einzelorganismus. Man kann es mit Hildegard auch ins Psychologische wenden: Neid, Zorn, Haß, überhaupt jedweder Mangel an Demut gefährden das Leben des Menschen und das Leben insgesamt.«[3]

So werden die Säfte in einen Zusammenhang mit der Kosmologie der damaligen Zeit gestellt:

Grundtypen:	Sanguiniker	Choleriker	Melancholiker	Phlegmatiker
Jahreszeiten:	Frühling	Sommer	Herbst	Winter
Elemente:	Luft	Feuer	Erde	Wasser
Körpersäfte:	Blut	Gelbe Galle	schwarze Galle	Schleim
Bezeichnung:	lat. Sanguis	gr. Chole	gr. Melas und Chole	gr. Phlegma
Eigenschaften:	warm/feucht	warm/trocken	kalt/trocken	kalt/feucht
Mensch:	Kind	Jugend	Erwachsener	Greis
Himmel:	Osten	Süden	Westen	Norden

Quelle: Universität des Saarlandes[4]

Die Unterscheidung in warm und kalt geht bereits auf Aristoteles und sein Werk »De generatione et corruptione« (Über Entstehen und Vergehen, 4. Jahrhundert vor Christus) zurück. Hier finden sich bereits die Paare warm/kalt und feucht/trocken.

In der *Physica* schreibt Hildegard vom Apfelbaum: »Der Apfelbaum ist warm und feucht, und zwar von solcher Feuchtigkeit, daß er sogar zerflösse, würde er nicht durch die Wärme zusammengehalten. Und der Mensch, sei er alt, sei er jung, wenn er an irgendeiner Augentrübung leidet, nehme im Frühling die Blätter jenes Baumes...«[5] Es wird deutlich, wie Hildegard die Elementenlehre von warm und feucht, von Mensch und Jahreszeiten aufzeigt und es in einen unmittelbaren Zusammenhang miteinander stellt, um hier z. B. ein Augenleiden zu heilen.

Wie die Welt durch die Elemente und durch Gott zusammengehalten wird, so lassen sie sich auch beim Menschen finden und halten diesen zusammen, welcher wiederum auf Gott bezogen ist.

Dem Gehirn, dem Knochenmark und dem roten Blut ist das Element Feuer zugeordnet. Der Gewebeflüssigkeit und dem Blut allgemein das Wasser, dem Gewebe und dem Knochensystem die Erde, der Vernunft und dem Atem die Luft. So ist der Körper, der aus der Erde kommt, kalt und wird vom Blut, das warm ist, erwärmt. Die Seele gibt dem Menschen den Atem, und einen Rhythmus beim Ein- und Ausatmen, welcher ihn am Leben hält.

Übersetzt man die Sprache Hildegards, ordnet man den in ihren Schriften überlieferten Bildern die jeweiligen Paare von Übereinstimmungen der damaligen Kosmologie zu, ist es einfacher, die »Heilkraft der Natur« zu verstehen. So stehen dann »pars pro toto« (ein Teil für das Ganze) die jeweiligen Elemente für das Ganze, im Verständnis der Heilpraxis als auch im Glauben an den allmächtigen Gott dieser Welt.

Ihr Glauben, ihre Weltsicht, ihr Umgang mit Menschen und ihre eigene Persönlichkeit werden durch Gegensatzpaare geprägt, die im richtigen Verhältnis miteinander den Inhalt ihrer Schriften besser verstehen lassen:

»Bei Hildegard gehen der permanente Zweifel an der eigenen Gabe und die Standhaftigkeit, mit der sie diese Gabe zum Ausdruck bringt, Hand in Hand. … Wie kommt es zu diesem Verhältnis zwischen Eingeständnis eigener Schwäche und dem Mut zur Nachdrücklichkeit gegenüber anderen, das aus den Briefen Hildegards spricht? Die Prophetin hat einen ausgeprägten Hang, sich selbst zurechtzuweisen. Der speist sich aus der genauen Kunde, die sie von ihrer Seele hat.«[6]

Hildegards Rückgrat ist ihre Rolle als Prophetin, sind ihre Visionen und die daraus resultierende Kraft. So kann sie sich gegenüber dem Glauben, den Menschen und der Natur öffnen und ein »System« beschreiben, welches die Harmonie in den Vordergrund stellt und, im Gegensatz zu ihrer Zeit, die Geißelung des Körperlichen ablehnt.

Auch die moderne Psychosomatik stellt den Bezug des Menschen zu sich, seinem Inneren und der Umwelt dar. So sucht sich der Mensch »seine Krankheiten«, die ein Spiegel seiner Seele sind. Wird die Harmonie von Innen und Außen wieder hergestellt, gesundet der Mensch.

Hildegard von Bingen hat vieles vorweggenommen, wozu die moderne Medizin und die Wissenschaften heute nun neue Erkenntnisse bieten. So erschien zum Beispiel in der Zeitschrift »Die Zeit« Nr. 50/2010 eine ausführliche Beschreibung der Homöopathie mit den Argumenten der Befürworter und Gegner. Dabei kam der »Placebo-Effekt« und das Verhältnis von Arzt und Patient immer wieder zur Sprache.

Auch die Beobachtung, daß die Globuli bei Tieren wirken, die ja zur Selbst-Suggestion nicht fähig sind, wurde genannt. Wichtig in unserem Zusammenhang ist dabei die Frage, was die Schulmedizin von den alternativen Heilmethoden lernen kann. Und hier sind sich beide Parteien einig: Es kann nur dienlich sein, den Menschen wieder in den Vordergrund zu stellen und nicht seine Krankheiten. Daher macht es wenig Sinn, wenn der Patient, zuerst geröntgt, dann das Blut abgenommen und die ein oder andere Voruntersuchung getätigt wird, um dann in einem fünfminütigen Gespräch, während der Arzt den Computer füttert, nachzufragen, welches Leiden denn den Kranken beschäftigt.

Sicher ist dies stark vereinfacht, aber die Homöopathen verstehen es, den Menschen und seine Seele zu »streicheln«, was in vielen Fällen schon eine Besserung bewirkt. Auch hier gilt es, die Harmonie von Innen und Außen herzustellen, um den Gesundungsprozeß zu unterstützen.

Der Bericht über Globuli bei Tieren endet mit folgender Beschreibung: »Wenn Bello nur ein wenig Fieber hat, bekommt er Belladonna – weist das Fieber aber auf einen schweren Infekt hin, gibt es eben doch ein Antibiotikum.«[7] Auch hier zeigt sich, was es bedeutet, das richtige Maß zu erkennen, bei unseren Mitgeschöpfen wie bei uns Menschen.

Auch die rein wissenschaftlich orientierte Medizin erkennt allmählich die Wirkungen der alternativen Heilmethoden an. Nach Auffassung der Heilpraktiker gilt Gold als ein übergeordneter Mineralstoff, der im Menschen Steuerungsfunktionen übernimmt. Dies versucht man wissenschaftlich zu belegen mit folgendem Versuch: »Bei anderen Patienten zeigte das Blut unter dem Dunkelfeldmikroskop zunächst sogenannte Geldrollenphänomen, d. h. ein typisches Zusammenhaften der einzelnen roten Blutkörperchen aufeinander. 15 Minuten nach Einnahme des Goldes wurde ein neuer Blutstropfen genommen. Es zeigte sich bereits eine beginnende Auflösung der Verklebung, eine Vitalisierung, Füllung und Verlebendigung der roten Blutkörperchen.«[8]

Anders, aber nicht weniger außergewöhnlich und überaus positiv, wirkt Gold in der Nano-Medizin. Derzeit forschen die Wissenschaftler in den Laboren an der Früherkennung von Prostatakrebs. Denn je früher man die Krankheit erkennt, desto höher sind die Heilungschancen. Diese könnten durch Gold noch erhöht werden: »Die Gold-Nanoteilchen könnten künftig auch der Therapie dienen. Die Wissenschaftler gehen davon aus, daß es möglich sein wird, die Edelmetallpartikel zu erhitzen und so das Tumorgewebe ohne direkten Eingriff von außen zu schädigen.«[9]

Feinstofflich spielte Gold in der Vergangenheit eine größere Rolle im Alltag der Menschen als heute. Es tat dies damals in unterschiedlicher Hinsicht. Früher, als die Nahrung noch direkt von der Natur auf den Tisch kam, also nicht industriell verarbeitet wurde, war der Goldanteil in der Nahrung höher, und es gelangte so ausreichend in den Körper. Zwar kann die Wissenschaft dazu keine Erklärung finden, da Gold vom Körper scheinbar nicht aufgenommen wird, doch der Anteil von im Körper vorhandenem Gold ist gesunken.

Kontakt zu Gold gab es zum Beispiel durch Trinkgefäße, edles Porzellan und Schmuckgegenstände. Durch das immer und immer wiederkehrende Berühren des Goldrandes eines goldumrandeten Bechers gab dieser den Lippen µg Goldpartikel weiter, welche durch den Körper wanderten. Es machte also auch gesundheitlich Sinn, sich mit Gold zu umgeben.

Auch philosophisch hat eine Beschäftigung mit den Schriften Hildegards von Bingen große Auswirkungen. Die oben beschriebene »Viersäfte-Lehre« wurde zwar von der Schulmedizin und ihrem naturwissenschaftlichen Vorgehen abgelöst. Sie hat aber immer noch ihre Gültigkeit, und so können mit Hilfe der »alten« Sichtweise dem Menschen und seiner Lebensgestaltung immer wieder »neue« Bezugspunkte vermittelt werden.

Damit sei auf die Gesamtheit des Menschen verwiesen, auf seine Einstellungen, sein Selbstverständnis und seine heutige Einordnung in eine undurchschaubare Welt, in der er sich zurechtfinden muss.

Was gibt ihm heute Halt? Wie findet er sich zwischen den Polen des Individualismus und dem Wunsch nach Gemeinschaft zurecht?

Hildegard verstand sich zeitlebens als ein Sprachrohr Gottes. Hier hatte sie ihren Halt, konnte Spannungen aushalten, wußte ihren Weg zu gehen. Sie lehnte die damals oft praktizierte Geißlung des eigenen Körpers ab und befürwortete einen positiven Umgang mit sich selbst und Gottes Schöpfung.

In heutiger Sprache, Jahrhunderte nach Hildegards Wirken, kann (und hier sei nochmals die etymologische Bedeutung des Wortes Humor = Saft angedeutet) zur Euthymia (Wohlgesinntheit) übergeleitet werden. Der Mensch findet dabei die Möglichkeit, sein Leben in einer Balance von Hoch und Tief, von Warm und Kalt, von Ichbezogen und Transzendent-ergeben neu einzuordnen:

»*Heiterkeit ist eine Form der Lebensführung. …* Den Menschen, so sagt Demokrit, entstehe Heiterkeit aus dem maßvollen Umgang mit Lüsten und aus einem ›Leben im Gleichmaß‹. Entscheidend ist dieses Leben im Gleichmaß, das ›symmetrische Leben‹, die Wohlproportioniertheit zwischen dem Zuviel und Zuwenig in allen Dingen – nicht zu verwechseln mit einer arithmetischen Mitte – des Zusammenstimmen der verschiedenen Komponenten von Körper, Seele und Geist. ... Grundlage der Heiterkeit ist das symmetrische, wohlorganisierte und ausbalancierte Selbst, die Festgefügtheit der Seele, die ›mitten im Sturm‹ die Ausgeglichenheit zu bewahren und ›mit leichter Seele‹ vieles hinzunehmen vermag.«[10]

So sind die in der *Physica* beschriebenen »Anwendungen«, auch die Goldkur, eine verlängerte Umsetzung eines Grundverständnisses von einem Menschen, der im Gefüge Gottes und seiner Schöpfung seinen Platz hat. Die Goldkur hilft bei den Gebrechen eines aus dem Ruder geratenen »Säfteverhältnisses«, damit auch der moderne Mensch seinen Platz wiederfindet, eingebettet in die Ereignisse und Erfahrungen seines Lebens. Denn:

»Mehr als jemals zuvor machen Menschen sich beim Älterwerden daran, das Leben zu deuten und zu interpretieren und die *Hermeneutik der Existenz* zu betreiben. Im Gespräch oder Selbstgespräch, oft in Form von Erzählungen knüpfen sie Beziehungen zwischen den Bestandteilen, Ereignissen und Erfahrungen ihres Lebens, um den Zusammenhang zu finden, der für sie ›Sinn macht‹.«[11]

Die Lebensart Hildegards von Bingen hat auch musikalisch Eingang gefunden. So endet *Ordo Virtutum*, das Spiel der Kräfte, »in einem großen Schlußhymnus, in dem die Summe von Hildegards Weltbild enthalten ist:

> **In principio emnes creature viruerunt, in medio glores floruerunt, postea viriditas descendit. Ergo nunc, omnes homines, genua vestra ad patrem vesrtum flectite, ut vobis manum suam porrigat.**

Sinngemäß übersetzt lautet dieses:

»Im Anfang grünten alle Kreaturen, in der Mitte blühten die Blumen; später verschwand die Grünkraft. Daher, alle Menschen, beugt nun eure Knie vor eurem Vater, damit er euch seine Hand reiche.«[12]

Im Alter sucht der Mensch sich in einen Zusammenhang zu stellen, der bereits von Geburt an für jeden einzelnen gilt. Der Mensch ist von Gott geschaffen und findet wieder zu ihm zurück. Im Leben findet er Halt durch die Natur (die Grünkraft), den Glauben und die Harmonie.

Die Beschäftigung mit dem Leben Hildegards, ihrer Medizin, ihrem Verständnis von Schöpfung kann somit Anregung sein, unser Leben einer Balance zu »unterwerfen«, die einer Befreiung gleichkommt.

Alterskrankheiten

Mit dem ersten Atemzug, sozusagen ab der Geburt, beginnt der Alterungsprozess. So sterben Zellen ab, und in der Jugend werden diese schnell und fehlerlos ersetzt. Mit zunehmendem Alter jedoch geschieht dies mit einer immer größer werdenden Fehlerquelle, so daß die »Selbstregulierung« des Organismus nicht mehr so optimal läuft, wie es in den davorliegenden Jahren vonstatten ging.

Der Begriff »Alterskrankheiten steht für Beschwerden und Krankheiten, die mit dem Alter oder ausschließlich im höheren Lebensalter besonders gehäuft auftreten oder vorkommen. Typisch ist meist das Zusammenspiel vieler verschiedener Einzelerkrankungen.«[1]

Diese Alterserscheinungen betreffen den Wassergehalt, die Pumpkraft des Herzens, die Lunge, den Magen und Darm, den Fettgehalt der Leber, die Nieren, das Knochengewebe, die Augen, das Gehör, die Haut und in weitestem Sinne die Nerven, das Gedächtnis und das Gehirn.[2]

Insbesondere bei Beschwerden und Bewegungseinschränkungen durch Rheuma und Arthritis kommt es bei chronischen Verläufen zu Gelenkveränderungen, Fehlstellungen, Muskelverkürzungen und Versteifungen.[3]

Auch bei Polyarthritis sollte darüber nachgedacht werden, neben den schulmedizinischen Hilfsprogrammen Gold und die Hildegard von Bingen-Goldkur zum Einsatz zu bringen.

»Rheuma« ist ... keine Diagnose im engeren Sinne, auch keine einheitliche Krankheit. Vielmehr fallen unter den Oberbegriff »Rheuma« etwa 400 einzelne Erkrankungen, die sich zum Teil ähneln, die aber zum Teil auch völlig unterschiedlich sind in ihrer Ursache, der Art ihrer Symptome, aber auch in ihrem Verlauf, in ihrer Behandlung und in ihren Folgen.

Rheuma kommt aus dem Griechischen und bedeutet eigentlich einen ziehenden, reißenden Schmerz. Heute verstehen wir darunter alle Krankheiten im Bereich des Bewegungsapparates (z. B. Gelenke, Gelenkkapseln, Knochen, Muskulatur oder Sehnen), die nicht durch eine Verletzung oder durch tumoröse Veränderungen hervorgerufen worden sind.[4]

Beim Krankheitsbild Gicht handelt es sich um »eine Stoffwechselerkrankung, bei der es zu einer Ablage von Harnsäurekristallen im Körper kommt, vor allem in den Gelenken, den Schleimbeuteln (Bursa) und den Knochen, aber auch in der Niere. Die Ursachen der Gicht sind unterschiedlich. Einige Patienten haben eine ererbte Anlage zu einem erhöhten Harnsäurespiegel im Blut. Bei anderen kommt es durch falsche Ernährung zu einer Erhöhung der Harnsäure. Eine zu hohe Harnsäure alleine ist noch nicht gleichzusetzen mit einer Gichterkrankung. Die Gicht als Erkrankung ist definiert durch das Auftreten von Krankheitszeichen, z. B. einem Gichtanfall.«[5]

Die Polyarthritis, also eine Gelenkentzündung in mehreren Gelenken, zeigt Rötungen auf und es kommt zum Teil zu eitrigen Flüssigkeitsansammlungen in den Gelenken.

Wie bereits dargestellt, kann eine Goldeinnahme – entweder mit eßbarem oder trinkbarem Gold – Beschwerden lindern, wenn nicht gar den Gesundheitszustand wesentlich verbessern. So kann der Patient bei Rheuma, Gicht und Polyarthritis Erleichterung erfahren.

Ein Patient zum Beispiel schildert nach Einnahme von Gold: »Ich bin 55 Jahre alt und leide schon seit meinem zwölften Lebensjahr an Rheuma. ... Seit ich die Hildegardsche Goldkur gemacht habe und die Gelenkmassagen mit Wermutsalbe vor dem Ulmenholzfeuer, habe ich keine Rheumaschmerzen mehr.«[6]

Diese Erfahrung bestätigen viele, so daß zusammenfaßend gesagt werden kann: »Besonders bei schweren Rheumaerkrankungen hilft die Goldkur innerhalb kürzester Zeit und kann nach sechs Monaten bis zu einem Jahr wiederholt werden. Die Erfolge, die man damit erzielt, sind erstaunlich, besonders wenn die Goldkur mit dem Hildegardschen Aderlaß und dem Wasserlinsentrank zur Säftereinigung kombiniert wird.«[7]

Neben diesen drei »klassischen« Veränderungen im Alter ist im Zusammenhang mit der Goldaufnahme und der damit verbundenen alternativen Behandlung ein wichtiges Organ besonders zu erwähnen: das Herz und seine Krankheitssymptome.

»Ein hoher Prozentsatz der Bevölkerung leidet an Herzinsuffizienz (Herzschwäche), zunehmend mit ansteigendem Alter. Hauptursachen können Bluthochdruck und Durchblutungsstörungen des Herzens mit Herzinfarkt sein. Daneben schwächen auch Herzrhythmusstörungen, Klappenfehler, Entzündungen, Lungenkrankheiten und Schilddrüsenüberfunktion die Muskulatur.«[8]

Auch hier, und dies sei nochmals bekräftigt, da der Mensch bereits von Geburt an Gold in der Aorta besitzt, hilft Gold auf ganz eigene Weise. Nach dem homöopathischen Prinzip, daß Ähnliches mit Ähnlichem geheilt[9] und gefördert werden kann, unterstützt eine Goldaufnahme die

Stärkung des Herzens und bringt »die Körpersäfte« in die naturgegebene Harmonie. Eine Balance und eine Stabilisierung werden hergestellt.

So kann im Nachlassen der »Kräfte« auch die Chance gesehen werden, die Endlichkeit des Lebens zu akzeptieren und mit Hilfe der »Grünkraft«, die Hildegard in ihrer *Viriditas* beschreibt, dem Organismus das Potential zukommen zu lassen, das er für das jeweilige Stadium braucht. So schreibt Hildegard in ihrer *Physica*: »Und dieses Gold liegt zwei Monate in seinem Magen ...wärmt und reinigt ihn ohne Gefahr für diesen Menschen.«[10]

Erfahrungsberichte

(Die Erfahrungsberichte sind persönlich geführte Gespräche und werden in allgemeiner Form als Quelle angegeben.)

Eine Großmutter, 70 Jahre alt, litt an Polyarthritis. Die Beschwerden zogen sich über Jahre hin, und Schmerzen beim Aufstehen waren alltäglich, verbunden mit den mühsamen rheumatischen Begleiterscheinungen. Nach Einnahme der Hildegard von Bingen-Goldkur unter Anleitung eines erfahrenen Arztes ist sie nun beschwerdefrei.[1]

Selbständiger, 47 Jahre, litt unter verschiedenen Beschwerden. Es stellten sich allmählich Hautirritationen ein, Muskeln und der Nackenbereich verhärteten sich immer öfter, der Magen sendete mit »Sodbrennen« seine Signale, und bei einer Magenuntersuchung stellte sich neben einer Magenschleimhautentzündung noch »Helicobacter« heraus.

Eine Basis-Säure Balance-Herstellung mit einem Basenpulver ergab immer wieder kurzfristige Besserung, doch gerade im Sportbereich stellten sich immer wieder diffuse »Muskelschmerzen« ein.

Nach Einnahme der Hildegard von Bingen-Kur fühlte er sich besser, es kam eine ausgeglichene Lebensfreude hinzu. Anfangs verstärkten sich die Allergien, dann ließen diese nach. Nebenwirkungen ergaben sich keine, Stuhlgang und Magen »funktionierten« wieder gut, und er konnte seine innere und äußere Balance wieder herstellen.[2]

Akademikerin, 61, zeigte mit strahlendem Gesicht ein Originalrezept vom 18.11.1947 mit verschiedenen homöopathischen Angaben, darunter neben Pulsatilla auch Aurum jodatum D8 und berichtete dazu: »Ich bin ein Kind der ›Goldkur‹. Meine Mutter konnte keine Kinder bekommen und bekam dieses Rezept von ihrem Arzt in Mannheim verschrieben. Sie nahm dieses Gold ein, fühlte sich sehr gut, und zwei Jahre später kam ich zur Welt.« Da sie die homöopathische »Goldkur« ihrer Mutter sehr gut aus Erzählungen in Erinnerung hatte, probierte sie sie 1978 selber aus und berichtete von einem sehr angenehmen Gefühl, Wohlbehagen und einer sehr guten inneren Balance.[3]

Literarische Berichte

»Ich leide schon seit vielen Jahren immer wieder an Grippeerkrankungen, die mich regelmäßig in der kalten Jahreszeit zwischen November und Februar plagen. Außerdem leide ich unter Hüft- und Schulterschmerzen, die als entzündliches Gelenkrheuma diagnostiziert wurden. Seit ich mit der Hildegardtherapie begonnen habe und regelmäßig jeden Herbst eine Goldkur mache, leide ich nicht mehr an schweren Grippeinfektionen.«[1]

»Ich hatte diverse Virusinfektionen, in deren Folgen viele meiner Organe autoaggressiv geschädigt wurden: Prostatitis, Hepatitis, Pankreatitis, Tinnitus und Neurodermitis. Alle wurden schulmedizinisch als unheilbar eingestuft, weil weder die Behandlung mir Cortison noch die schulmedizinische Autoimmuntherapie den gewünschten Erfolg brachte. Durch die Behandlung mit Hildegard-Medikamenten wie Wasserlinsetrank, Bärwurz-Birnen-Honig und vor allem durch die Goldkur hat sich mein Zustand wesentlich verbessert.«[2]

Goldelixier mit Goldwirkung. Wiederholte positive Rückmeldungen:

- bei Müdigkeit, Antriebs- und Lustlosigkeit;
- bei niedrigem Blutdruck (Einnahme eher morgens);
- auch bei stark hohem Blutdruck (Einnahme eher abends);
- bei rheumatischen Schmerzen in kleinen Gelenken, z. B. der Finger;
- bei verschiedenen Unregelmäßigkeiten und Rhythmusstörungen von Herz und Kreislauf;
- bei Hitzewallungen in den Wechseljahren;
- bei Diabetes;
- bei Konzentrationsstörungen und Schulstreß;
- zur Stärkung der eigenen Mitte;
- zur besseren Fähigkeit, sich abzugrenzen und den eigenen Lebensweg zu finden.

Einzelne Rückmeldungen:

- Verschwinden von Heuschnupfen;
- Verschwinden von seelisch bedingtem rundem Haarausfall.

Wirkung der reinen, konzentrierten Tinktur aus Gold:

- positive Ergebnisse bei Brustkrebs;
- nach Schlaganfall mit Halbseitenlähmung;
- galt schon bei Agricola als stark krebsheilend;
- Schulterschmerzen verschwanden spontan nach monatelanger, sehr schmerzhafter Schleimbeutelentzündung des Schultergelenks;
- nahezu vollständige Heilung einer Retinitis pigmentosa.[3]

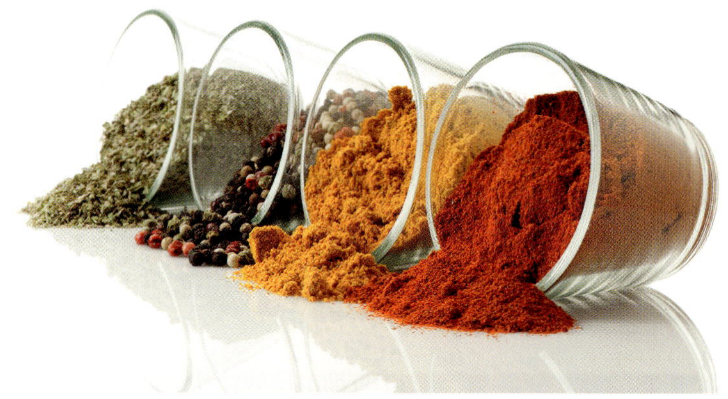

Rezepte

Wichtiger Hinweis für Leser und Anwender:
Alle in diesem Buch aufgeführten Hinweise, Rezepte, Anleitungen sind ohne Gewähr. Sie stellen, wie bereits erwähnt, keine Heilaussagen dar. Weder Garantie noch Haftung werden vom Autor noch vom Verlag dafür übernommen. Sie geben ausdrücklich die Meinung des Verfassers bzw. der zitierten Personen wieder. Jede Anwendung beschriebener Verfahren geschieht auf eigene Gefahr. Bei Erkrankungen ist immer ein Arzt zu Rate zu ziehen, angegebene Rezepte und Kuren dienen lediglich der Unterstützung.

Die Goldkur der Hildegard von Bingen

- 1- 2 Teelöffel Dinkelmehl
- 0,6 g Flußgoldpulver für den 1. Tag
- 0,6 g Flußgoldpulver für den 2. Tag (gebackener Keks, ca. 15 min. 180 C)

Am 1. Tag nehme man 1 - 2 Eßlöffel Mehl, am besten Dinkel, und mische darunter 0,5 g bis 0,6 g Gold. Dies sollte absolut rein sein (Flußgold in Pulverform). Man knete es mit etwas Wasser zu einem Teig, gebe das Pulver dazu, vermische dieses und esse dies »roh« vor dem Frühstück. Das gleiche am 2. Tag, doch backe man das »Klößchen« zu einem Keks, welchen man ebenfalls nüchtern zu sich nimmt. Tip:

Bei Umluft unbedingt darauf achten, daß das Goldpulver gut vermischt im Keks eingebracht wurde, sonst »verweht« das Pulver im Innenraum des Herdes. Am besten Oberhitze verwenden und etwas Mehl unter den Keks, damit dieser dann leicht vom Blech genommen werden kann.

Der Goldwein der Hildegard von Bingen

Zuerst sei hier auf das »Goldelixier«, einen Kräuter- und Honigwein mit 2% Alkoholgehalt von Michael Nagel hingewiesen (Bezugsquelle siehe bei Adressen).

»Goldelixier nach Hildegard ist ein allgemeiner Energie- und Gesundheitstrank nach einem Grundrezept von Hildegard von Bingen, dem so genannten Herzwein. Dabei wird der Wein gekocht in Petersilie, etwas Balsamico und Honig. Dazu kommt die reine Goldenergie nach einer alchemistischen Rezeptur des Arztes Johann Agricola aus dem 17. Jahrhundert.«[1]

Möchte man selbst, ohne alchemistischen Prozeß, einen »Herzwein« nach Hildegard von Bingen herstellen, braucht man dazu folgende Zutaten:

- 1 l guter Rotwein
- 1 - 2 EL Weinessig (6 prozentig)
- 7 Stengel glatte Petersilie
- 250 g guter Imker-Honig

Zubereitung:

Den Rotwein mit dem Weinessig und der Petersilie (die ganzen Stengel) in einen Topf geben und bei geschlossenem Deckel 10 Minuten leicht köcheln lassen. Dann den Honig dazugeben und nochmals 5 Minuten köcheln lassen. Den Herzwein nun durch ein Sieb geben und in Flaschen abfüllen. Im Kühlschrank aufbewahren.

Anwendung und Dosierung:

1 - 2 Schnapsgläser pro Tag trinken. Nach Hildegard von Bingen wirkt der Herzwein herzstärkend und entwässernd.[2]

Wasser, Wein und Essig kann immer mit Gold verfeinert werden. Dies ist mit Hilfe von Goldplättchen, Phiole oder Goldsole möglich. Detaillierte Anweisungen dazu finden sich weiter unten in den Anleitungen zu den genannten »Goldinformationsgebern«. Dabei ist das Goldplättchen bei der Herstellung von »Herzwein« der Anwendung, wie sie Hildegard von Bingen beschreibt, am nächsten.

Dinkelkekse mit Gold

Zutaten für »Dinkel-Gold-Kekse«:

- 200 g Butter
- 400 g Dinkelmehl
- 200 g Zucker
- 1 Tüte Vanillezucker
- 2 große Eier
- 100 g Kokos, oder Mandeln, geriebene
- 120 ml Kokosmilch
- 2 TL Backpulver
- 0, 5 g Flußgold Pulver

Hinweis: Dieses Rezept sollte für nur ein bis zwei Mal im Jahr mit Gold angereichert werden, da das Gold über einen längeren Zeitraum wirkt.

Butter mit Zucker schaumig rühren. Vanillezucker und Eier dazu, dann Mandeln, Mehl und Backpulver, und die Kokosmilch unterrühren. Jetzt das Goldpulver hinzugeben und gut vermischen. Nun den Teig mit Spritzbeutel als große Tupfen auf das Blech oder mit kleinem Teelöffel als kleine Scheibchen portionieren. (Achtung, genügend Platz zwischen den Plätzchen lassen.) Bei 180 C auf mittlerer Schiene etwa 10 bis 15 Minuten backen. Mit Puderzucker oder Guß verzieren.[3]

Der Rheingold-Phiolenstab

Die »Phiolenstäbe« zeichnen sich sowohl durch ihre ästhetische Form als auch durch die strikte ökologische »Füllung«

aus. In reinem, sauberem Glas, ohne Schwermetalle handgefertigt, liegt die Rheingoldkugel »eingebettet« mit einem roten Granat. Dabei gibt das Gold seine »ordnende Schwingung« und der Granat, physikalisch meßbar, seine elektromagnetischen Frequenzen dem Wasser weiter. Es findet eine Informationsübertragung statt, die es erlaubt, Wasser anzureichern:

»Den hochwertigen Edelsteinen im VitaJuwel wohnen Kräfte inne, die das Wasser nicht unberührt lassen. Nicht übernatürliche Schwingungen, sondern ganz konkrete, physikalisch meßbare Klangwellen und elektromagnetische Frequenzen gehen von den verwendeten Edelsteinen in das sie umgebende Wasser über. Dieselbe Art von Schwingungen übrigens, die auch unsere Quarzuhren zum regelmäßigen Ticken bewegen.«[4]

Nicht nur in Farbästhetik, auch in der Wirkung ergänzt sich hier ökologisch sauber gefördertes Gold mit einem Heil-Edelstein, der auch in der Natur oft mit Gold gefunden wird. Es wird oft von »Wassertestern« der Vergleich ausgesprochen, daß die Frische eines »Gebirgsbaches« beim Genuß des Rheingold-Wassers und der Edelsteine erfahrbar wird.

Bei Gebrauch der Phiolen im Zusammenhang mit Wein ist darauf zu achten, daß der Wein nicht »erwärmt«, sondern bei Zimmertemperatur verwendet wird. Zur Erwärmung ist das nachfolgende Plättchen besser geeignet.

Das Rheingold-Plättchen

Hierbei sind zwei wichtige Eigenschaften von Wasser sehr hilfreich. Zum einen tut abgekochtes Wasser in ayurvedischer Sicht dem Menschen gut, zum anderen gibt das Goldplättchen Informationen an das Wasser weiter, indem es erhitzt wird.

Die Vorgehensweise ist einfach: Das Goldplättchen in sauberes Wasser geben und im Topf das Wasser zum Kochen bringen. Das Goldplättchen wird heiß, sollte aber im Wasser gelassen werden. Nach dem Kochen das Wasser abkühlen lassen, und sobald dieses lauwarm ist, in kleinen Schlucken alle Stunde trinken (etwa ein halbes Glas). Hilft sehr gut bei Kopfweh und Verdauungsproblemen.

In Wein gekocht und danach mit einer Pinzette aus dem Topf entfernt, hilft der warme Wein, verfeinert mit Ingwer und Honig bei allen Arten von Erkältung. Besonders hilfreich ist es, das Plättchen 2 - 3 Stunden in der heißen Mittagsonne zu erwärmen und dann, ebenfalls mit einer Pinzette gegriffen, im Wein »abzuschrecken«. Den Wein noch etwa eine halbe Stunde ruhen lassen und diesen in kleinen Schlucken mit Zimmertemperatur genießen.

Die Goldsole (Phiole)

Mit Hilfe des »Goldolino« kann Wasser mit Goldinformation »angereichert« werden. Dieses Wasser kann zur Herstellung einer Goldsole verwendet werden. Dazu wird ein Trinkglas mit »Goldwasser« gefüllt und aus einer angereicherten Salzsole ein Teelöffel Sole dazugegeben. Mehr als ein Glas pro Tag sollte nicht getrunken werden. Dazu ist auf hinreichende Wasserzufuhr den Tag über zu achten.

Zum Thema Wein ist darauf zu verweisen, daß Salz im Wein nicht »schmeckt«. Eine Verwendung der Goldsole in 1%iger Verdünnung ist dennoch an heißen Sonnentagen in Verbindung mit stark verdünntem Himbeer- oder Beerensaft sehr bekömmlich.

Weitere Informationen zur Goldsole und über die Verwendung des Goldolino sind unter www.goldsole.de zu finden.

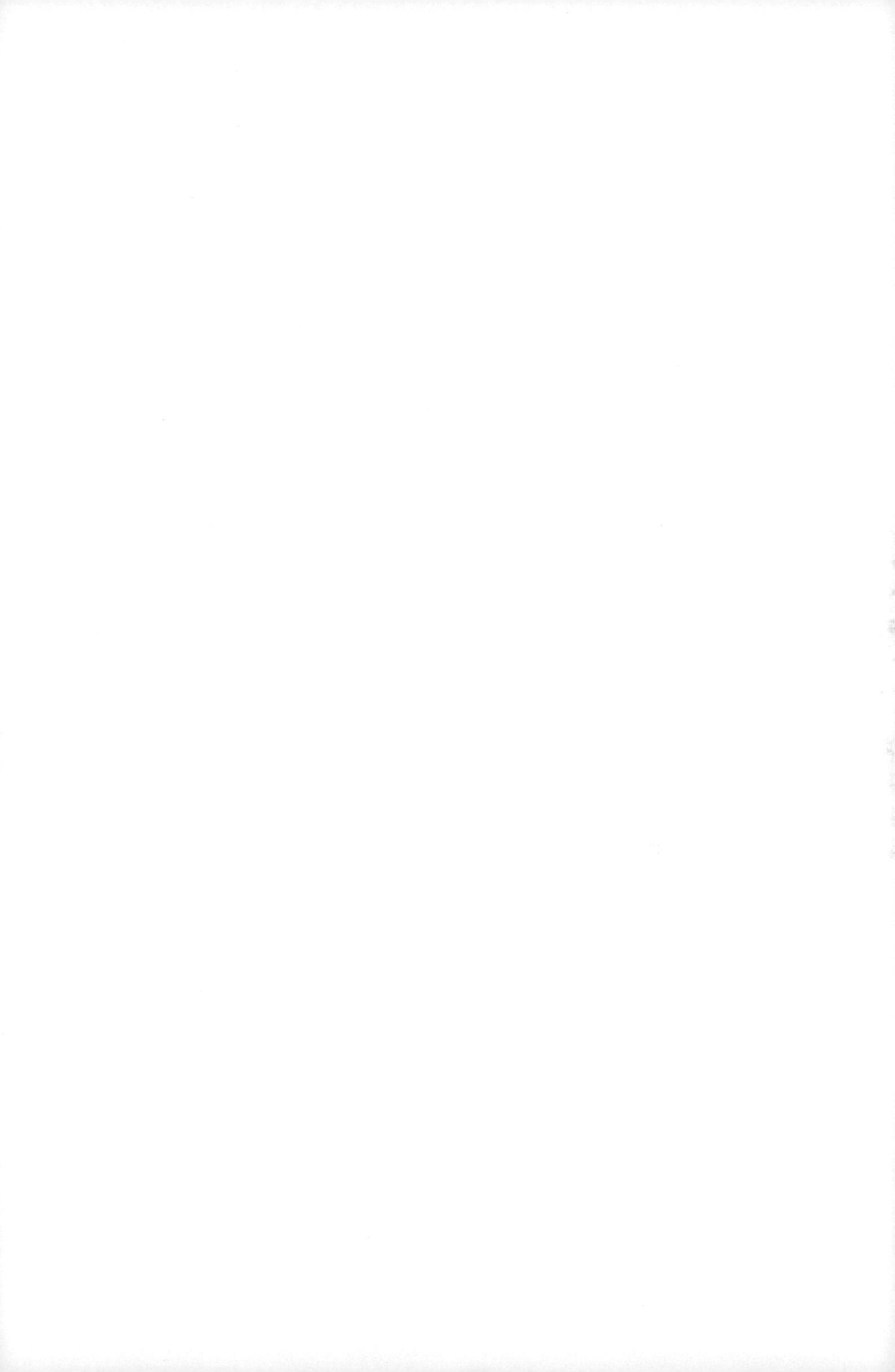

Literaturverzeichnis

Bücher

Bartels, Rut, Bartels, Heinz, *Lehrbuch der Funktionen des menschlichen Körpers*, Elsevier, 7. Auflage, 2004

Batmanghelidj, Dr. med. Fereydoon, *Sie sind nicht krank, Sie sind durstig*, VAK, 6. Auflage, 2004

Binswanger, Hans Christoph, *Geld und Magie*, K. Thienemanns 1985

Büchner, Christine, *Hildegard von Bingen*, Insel, 2009

Corazza, Verena, u. a. m., *Kursbuch Gesundheit*, Kiepenheuer und Witsch, 16. Auflage, 1999

Duda, Rudolf, *Der Kosmos Edelsteinführer*, Franckh-Kosmos, 2006

Gienger, Michael, *Die Heilsteine Hausapotheke*, Neue Erde, 8. Auflage, 2009

Gienger, Michael, *Die Heilstein der Hildegard von Bingen*, Neue Erde, 3. Auflage, 2010

Gienger, Michael, Maier, Wolfgang, *Heilsteine der Organuhr*, Knaur Taschenbuch, 2010

Gienger, Michael, Glaser, Gisela, *Salz*, Neue Erde, 4. Auflage, 2010

Goethe, Johann Wolfgang von, *Hamburger Ausgabe*, Bd. 6 (Romane und Novellen I), dtv, München 1981, zitiert nach »Wissen im Netz«, http://www.wissen-im-netz.info/literatur/goethe/faust/1teil/08.htm.

Hendel, Dr. med. Barbara, Ferreira, Peter, *Wasser & Salz, Urquell des Lebens*, Michaels Verlag, 11. Auflage, 2001

Das Große Hildegard von Bingen Buch, Moewig, 2006

Hildegard von Bingen, *Heilkraft der Natur, Physica*, Christiana-Verlag, 3. Auflage, 2009

Hildegard von Bingen, *Physica*, lateinisch, bibliotheca Augustana (Internet)

Hildegard von Bingen, *Das Praxisbuch für ein gesundes Leben*, area Verlag, 2007

Huibers, Jaap, *Gesund sein mit Metallen*, Aurum, 2. Auflage, 1981

Kühni, Werner, von Holst, Walter, *Taschenlexikon der Heilsteine*, AT, 2004

Kühni, Werner, von Holst, Walter, *Kolloidales Silber als Medizin*, AT, 7. Auflage, 2010

Mezger, Julius, *Gesichtete homöopathische Arzneimittellehre*, Haug, 1977

Nagel, Michael, *Die alchemistische Energie der Metalle*, Eigenverlag, www.imeinklang.eu

Pfander, Peter/Jans, Victor, *Gold in der Schweiz*, Ott, 4. Auflage, 2004

Pukownik, Peter, *Das Heilwissen der Hl. Hildegard von Bingen*, Via Nova, 1. Auflage, 2011

Runow, Klaus-Dietrich, *Wenn Gifte auf die Nerven gehen*, Südwest Verlag, 2008

Schauberger, Viktor, *Das Wesen des Wassers*, AT, 3. Auflage, 2009

Dr. med. Scheiner, Hans-Christoph, Scheiner, Ana, *Mobilfunk, die verkaufte Gesundheit*, Michaelis, 2. Auflage, 2006

Schmid, Wilhelm, *Schönes Leben?*, suhrkamp, 1. Auflage, 2005

Schmid, Wilhelm, *Mit sich selbst befreundet sein*, suhrkamp, 1. Auflage, 2007

Schumann, Walter, *Edelsteine und Schmucksteine*, BLV, 14. Auflage, 2008

Socci, Carlo, Gold, *Der himmlische Weg in die irdische Freiheit*, Param, 2006

Sommer, Sven, *Homöopathie – Warum und wie sie wirkt*, Mankau, 1. Auflage, 2011

Sparkasse Pforzheim und Schmuckwelten [Hrsg.] *Faszination Schmuckwelten*, Einweihungsausgabe, 2005

Spycher, Albert, *Rheingold*, GS-Verlag Basel, 1983

Strehlow, Wighard, *Die Edelstein-Heilkunde der Hildegard von Bingen*, Lüchow, 2004

Uecker, Dagmar Maria, *Die Heilkunst mit Metallen*, Erasmus Grasser, 2004

Zahn, Ralf, *Einkaufsführer Edelsteine*, Südwest Verlag, 1994

Zeitschriften

a tempo, Nr. 12/2010, S. 20/21, Markus Sommer, »Gold mit dem Kosmos verbunden«

Die Zeit, Nr. 50, vom 9. Dezember 2010, »Das Geheimnis der Homöopathie«, Wissen S. 39 - 41

FIAN/Rettet den Regenwald Archiv, »12 Fragen und Antworten zum Thema Gold«, Broschüre 2008

Stern, Gesund leben, 6/2011, »Praxis Dr. Selbst«, Seite 25 - 27

Süddeutsche Zeitung, Wissen 7/8 2008, »Faszination Gold«, S. 22 ff

Zeitschrift der Deutschen Geologischen Gesellschaft, Band 109 vom 01.01.1959, Quiring, Heinrich, »Die römischen Goldbergwerke bei Astorga und ihre geologische Position«, S 361 - 372

Anmerkungen

Gold – ein edles Metall

1 Socci, 2006, S. 11
2 eine kurze Beschreibung zur Herstellung künstlichen Goldes siehe bei Hans Christoph Binswanger, Geld und Magie, S. 58
3 nach Socci, 2006, S. 12
4 a tempo, 12/2010, S. 20
5 Süddeutsche Zeitung, Wissen 2008, S. 29

Die Förderung von Gold

1 Pfander/Jans, Gold 2004, S. 11
2 vgl. Internetangaben »Fian, Rettet den Regenwald, Archiv«
3 ebd. »Fian, Rettet den Regenwald, Archiv«
4 Pfander/Jans, Gold 2004, S. 16
5 Pfander/Jans, Gold 2004, S. 17
6 Internet: »www.scinexx.de/wissen-aktuell-10629-2009-10-09.html«

Kulturelle Bedeutung

1 Johann Wolfgang von Goethe, »Nach Golde drängt, // Am Golde hängt // Doch alles. Ach wir Armen!« - *Johann Wolfgang von Goethe, Faust I, Vers 2802 ff. / Margarete*
2 http://terra-x.zdf.de
3 Zeitschrift der Deutschen Geologischen Gesellschaft, Band 109 vom 01.01.1959, Quiring, Heinrich, »Die römischen Goldbergwerke bei Astorga und ihre geologische Position«, S 361-372
4 Spycher, 1983, S. 14
5 Spycher, 1983, S. 28
6 www.gold-infos.eu/Gold-Industrie-Technik.html

Gold in der Medizin

1 Büchner, 2009, S. 81.ff
2 *Alchemistisches Gold, Paracelsische Pharmaka*, von Rudolf Werner Soukup, Helmut Mayer, http://books.google.de/books
3 vgl. Hildegard von Bingen, Heilkraft der Natur, Physica, S. 487
4 vgl. Strehlow, 2004, S. 168
5 Bartels, 2004, S. 76f
6 Mezger, 1977, S. 269
7 http://www.patti-armanini.com/oligotherapie
8 www.heilpraktiker.de/naturheilpraxis/naturheilkunde/111-oligotherapie.html
9 Zeitschrift »Stern – Gesund leben«, S. 26
10 Sommer, 2011, S. 25
11 Zeitschrift »Stern – Gesund leben«, S. 27

Medizinische Anwendung – 9 Arten, Gold zu sich zu nehmen

1. Eßbares Gold; Die Hildegard von Bingen Goldkur

1 www.lebensmittellexikon.de
2 Das große Hildegard von Bingen Buch, S. 12
3 Gienger, Die Heilsteine der Hildegard von Bingen, S.9
4 Büchner, S. 81
5 Physica, lat. aus bibliotheca Augustana
6 Hildegard von Bingen, Heilkraft der Natur, Physica, S. 486
7 ebd.
8 bibliotheca Augustana, lateinische Fassung
9 Pukownik, S.63
10 Hildegard von Bingen, Heilkraft der Natur, Physica, S.488

2. Gold und Wasser

1 Hildegard von Bingen, Heilkraft der Natur, Physica, S. 304
2 Gienger, Die Heilsteine der Hildegard von Bingen, S. 109
3 Gienger, Die Heilsteine Hausapotheke, S. 22
4 www.vitajuwel.com
5 Gienger, Die Heilsteine der Hildegard von Bingen, S. 94
6 www.reise-nach-ostpreussen.de/Danzig/Goldwas.html

3. Gold als Injektion, Erfahrungen

1 www.lor-ag.com
2 Strehlow, S. 168
3 www.lor-ag.com
4 www.lexikon-orthopaedie.com/cont_pdf_0/to014350.pdf
5 www.apotheke-im-hockenheim-center-hockenheim.apodigital.de/rheumatoide-arthritis/therapie

4. Kolloidales Gold

1 Kühni, Holst, S. 29
2 ebd.
3 www.spirituellerverlag.de
4 Kühni, Holst, S. 130

5. Gold in der Homöopathie

1 Huibers, S. 25
2 Huibers, S. 38
3 vgl. Mezger, S. 270ff

6. Anthroposophische Verwendung

1 Pressemitteilung vom 03.11.2006 der Firma Weleda aus Schwäbisch Gmünd
2 Uecker, S. 68
3 krankenpflege-journal.com
4 Hildegard von Bingen, Heilkraft der Natur, Physica, S. 167

7. Alchemie, Paracelsus und Spagyrik

1 vgl. Binswanger, S. 11f
2 Binswanger, S.12
3 vgl. Socci, S.83f
4 Nagel, S. 9
5 Socci, S. 83
6 Uecker, S. 67
7 bei Uecker, S. 69
8 vgl. www.edelstein-essenzen.de

8. Nanogold

1 www.pharmazeutische-zeitung.de, Thema Nanopartikel (Ausgabe GOVI Verlag 46/2003)
2 www.lor-ag.com

9. Gold über die Haut, Ringe und Schmuck

1 Kühni/Holst 2004, S. 73
2 Kühni/Holst 2004, S. 10
3 Gienger, Die Heilsteine der Hausapotheke, S. 155
4 www.Naturgold.de, Kollektion, güldene Sonne
5 »Faszination Schmuckwelten Pforzheim«, Seite 97
6 Schmid, Wilhelm 2007, S. 208

Gold und die Steinheilkunde

1 Schumann, S. 86
2 Hildegard von Bingen, Heilkraft der Natur, Physica, S. 487
3 Hildegard von Bingen, Das Praxisbuch, 2007, S. 34
4 Nagel, S. 50
5 Duda, S. 62
6 Hildegard von Bingen, Heilkraft der Natur, Physica, S. 298
7 Gienger, Die Heilsteine der Hildegard von Bingen, S. 94
8 Gienger/Maier 2010, S. 121
9 Zahn, S. 118
10 Hildegard von Bingen, Heilkraft der Natur, Physica, S. 276

11 ebd.
12 Gienger, Die Heilsteine der Hildegard von Bingen, S. 21
13 ebd. S. 68
14 Hildegard von Bingen, Heilkraft der Natur, Physica, S. 297
15 Strehlow, S. 72
16 Hildegard von Bingen, Heilkraft der Natur, Physica, S. 304f
17 Gienger, Die Heilsteine der Hildegard von Bingen, S. 109

Gold, Wasser und Salz

1 Schauberger 2009, S. 194
2 Batmanghelidj 2004, S. 13
3 Hendel/Ferreira 2001, S. 125f
4 Hendel/Ferreira 2001, S. 127
5 Gienger/Glaser 2010, S. 53
6 www.gesundesgold.de

Gold und Elektrosmog

Melatonin und Zirbeldrüse

1 Scheiner, S. 75
2 Scheiner, S. 76
3 ebd.
4 www.natur-wellness.ch/media/products/09554600012113896684.pdf
5 Scheiner, S. 125
6 Runow, S. 153
7 www.pflueger.de
8 www.pflueger.de
9 www.spirituellerverlag.de
10 Scheiner S. 117
11 www.antimon33.de/blutuntersuchung.html
12 www.antimon33.de
13 Das große Hildegard von Bingen Buch, S. 24
14 Strehlow, S. 13f
15 Runow, S. 45

Ausblick

Nanomedizin

1 Nagel, S. 9

Naturheilkundliche Verfahren

1 Das große Hildegard von Bingen Buch, S. 26
2 Mezger, S.270
3 Büchner, S. 17
4 www.uni-saarland.de/fak5/ronald/Diffpsy/klastemp.htm
5 Hildegard von Bingen, Heilkraft der Natur, Physica, S. 215
6 Büchner, S. 33 ff
7 Die Zeit, Nr. 50 S. 41
8 Nagel, S. 26
9 Telepolis, Internet 08.08.2008
10 Schmid, Schönes Leben? S. 163 ff
11 Schmid, Mit sich selbst befreundet sein, S. 456
12 Büchner, S. 133

Alterskrankheiten

1 www.ahano.de/?kom=3&u_kom=41
2 vgl. Corozza, Verena, Kursbuch Gesundheit, S. 703
3 vgl. www.medizinfo.de/rheuma/arthritis/arthritis.shtml
4 vgl. www.rheuma-online.de/krankheitsbilder/was-ist-rheuma.html
5 www.rheuma-online.de/a-z/g/gicht.html
6 Strehlow, S. 170
7 Strehlow, S. 167
8 www.yamedo.de/krankheiten/herzkrankheiten
9 www.meduniqua.at
10 Hildegard von Bingen, Heilkraft der Natur, Physica, S. 487

Anhang

Erfahrungsberichte

1 Telefonat mit einem Sportmediziner 2011, der bestätigte, daß seine Patientin beschwerdefrei ist
2 Beratungsgespräch 2011 mit einem Selbständigen über die Basis-Säure-Problematik
3 Beratungsgespräch 2011 und Sichtung des Originalrezeptes

Literarische Berichte

1 Strehlow, S. 168
2 Strehlow S. 168f
3 Nagel, S. 3

Rezepte

1 Nagel, S. 6
2 www.schlemmerstudio.de/herz-wein-nach-hildegard-von-bingen-84
3 nach einem Rezept von Zimty bei www.chefkoch.de
4 www.vitajuwel.com

Bildnachweis

Martin Vitt 3, 22, 41, 55; Lucy Baldwin/shutterstock.com 5, 13; VitaJuwel GmbH, Langen bei Bregenz 54; Oliver E. Baiker 71; Ines Blersch 77-81; Roland Bilger 123.

Andreas F. 17; Schlierner 28; Carola Vahldiek 40; Martin Kreutz 51; Igor Mojzes 57; Roman Sigaev 60; Chariclo 62; Printemps 64; fancyfocus 66; brozova 69; Mist 75; Kati Molin 82; Christian-P. Worring 86; magann 93; Marco Mayer 110; alle Fotolia.com.

Über den Autor

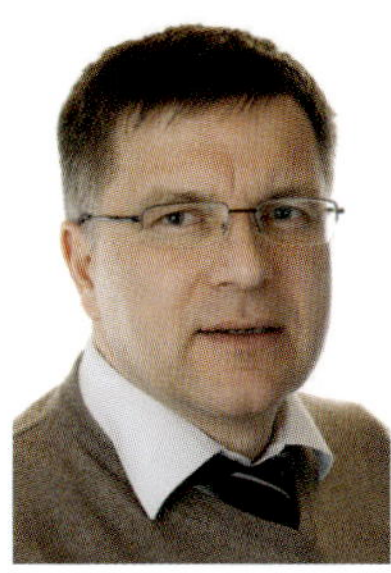

Martin Vitt, geboren am Fuße der Schwäbischen Alb, aufgewachsen im landwirtschaftlichen Betrieb des Großvaters, nach Abitur Studium der Theologie, Ausbildung zum Industriekaufmann, danach Assistent der Geschäftsführung im ökologischen, nachhaltigen Sektor von Mehrweggeschirr, ab 1996 im Servicebereich der IBM tätig, ab 2000 selbständiger Berater und Botschafter für fair trade Handel mit Edelmetallen.

- Seit 2005 Goldprospektion (wissenschaftlich) in Deutschland (Rhein, Eder, Regen)
- Mitbegründer von www.naturgold.de
- Autor, Projektbegleitung von www.gesundesGold.de

Der Autor steht für Vorträge und Seminare zur Verfügung
Weitere Informationen: www.MartinVitt.de

Adressen

Eßbares Gold
Naturgold – faire Werte
Schwärzlocherstr. 37
72070 Tübingen
Tel. 070 71 - 79 36 709
www.naturgold.de
goto@naturgold.de
(ökologische Schmuckmanufaktur Baden-Württembergs)

Gold und Wasser
Vitajuwel GmbH
Unterstein 12
88175 Scheidegg
Tel. 083 81 - 30 64 10
www.vitajuwel.com
info@vita-juwel.com

Goldsole
Gesundes Gold
www.goldsole.de
In Zusammenarbeit
mit Naturgold – faire Werte

Anthroposophische Verwendung
Weleda AG
Möhlerstraße 3
73525 Schwäbisch Gmünd
www.weleda.de

Alchemie, Paracelsus und Spagyrik
Michael Nagel
Praxis für alchemistische und spagyrische
Forschung
Laaber Straße 37
A-2384 Breitenfurt
www.michael-nagel-spagyrik.com
Tel. 0043 (0)676 - 742 57 18

Heilsteine
Michael Gienger
Fürststr. 13
72072 Tübingen
www.michael-gienger.de
Tel. 070 71 - 36 47 20

Kolloides Silber
Walter von Holst
Kornbergstr. 32
70176 Stuttgart
Tel. 0711 - 22 71 203
www.steinkreis.de
anfrage@steinkreis.de

Selbstheilungskräfte
Elfi G. Pliester
Peter-Rosegger-Str. 102
72762 Reutlingen
www.pliester.com
Tel. 071 21 - 79 88 78

Bücher von NEUE ERDE im Buchhandel

Im deutschen Buchhandel gibt es mancherorts Lieferschwierigkeiten bei den Büchern von NEUE ERDE. Dann wird Ihnen gesagt, dieses oder jenes Buch sei vergriffen. Oft ist das gar nicht der Fall, sondern in der Buchhandlung wird nur im Katalog des Großhändlers nachgeschaut. Der führt aber allenfalls 50% aller lieferbaren Bücher. Deshalb: Lassen Sie immer im VLB (Verzeichnis lieferbarer Bücher) nachsehen, im Internet unter **www.buchhandel.de**

Alle lieferbaren Titel des Verlags sind für den Buchhandel verfügbar.

Sie finden unsere Bücher in Ihrer Buchhandlung oder im Internet unter **www.neue-erde.de**

Bücher suchen unter: **www.buchhandel.de**. (Hier finden Sie alle lieferbaren Bücher und eine Bestellmöglichkeit über eine Buchhandlung Ihrer Wahl.)

Bitte fordern Sie unser Gesamtverzeichnis an unter

Neue Erde GmbH
Cecilienstr. 29 · 66111 Saarbrücken
Fax: 0681 390 41 02 · info@neue-erde.de

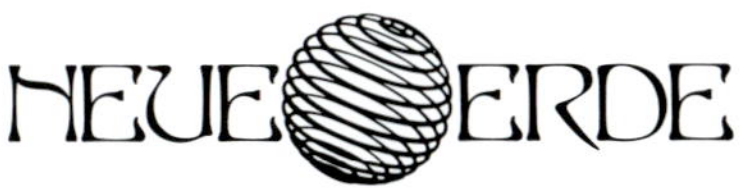

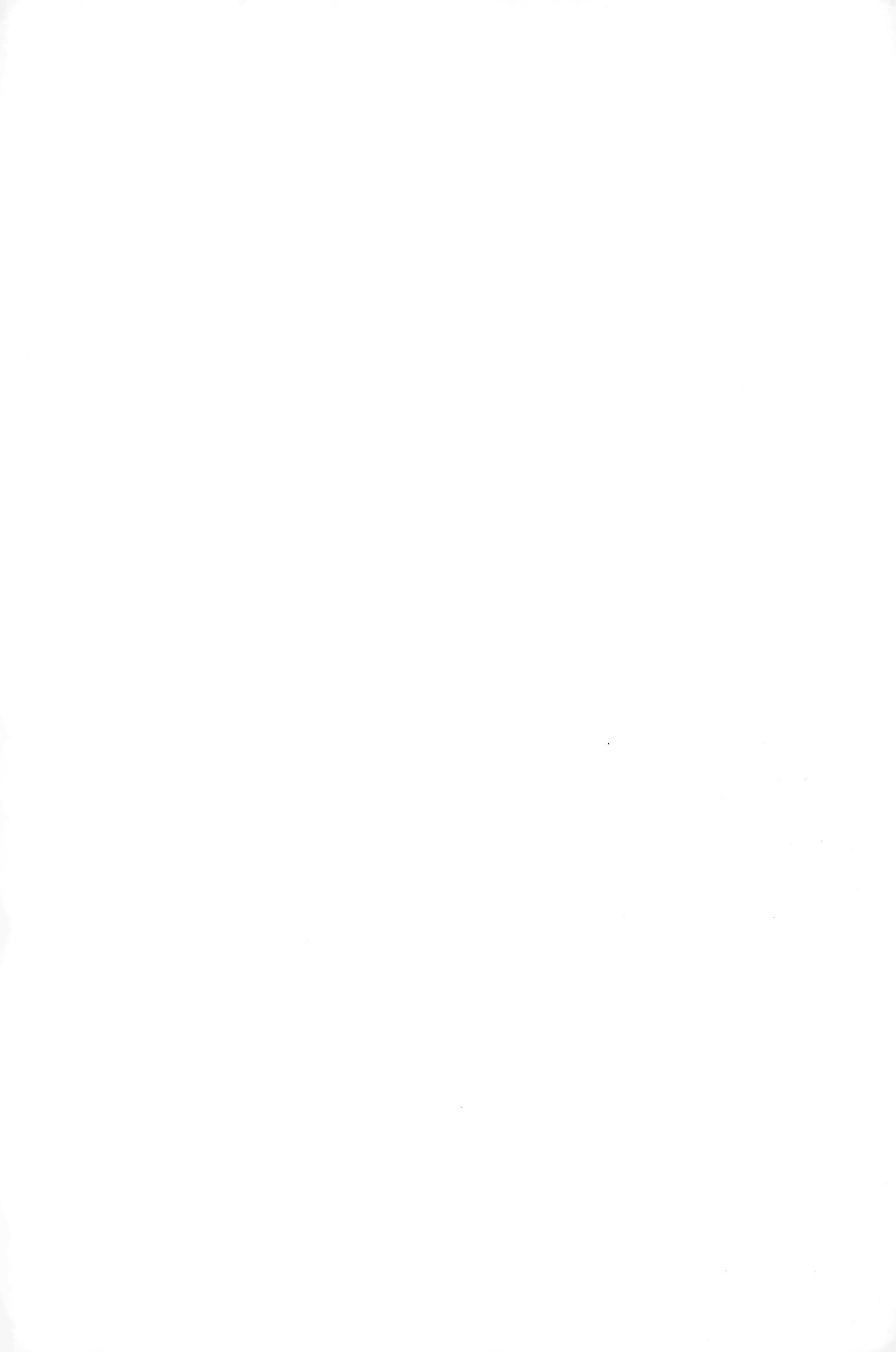